临床常见疾病
健康教育手册
妇产科分册

总主编　丁炎明
主　编　吴婉华　张大双
编　者（以姓氏笔画为序）
　　　　丁炎明　王思齐　吴婉华
　　　　张　波　张大双　程海丹

人民卫生出版社

图书在版编目（CIP）数据

临床常见疾病健康教育手册．妇产科分册/吴婉华，张大双
主编.—北京：人民卫生出版社，2017

ISBN 978-7-117-24862-4

Ⅰ.①临… Ⅱ.①吴…②张… Ⅲ.①妇产科病-常见病-诊
疗 Ⅳ.①R4

中国版本图书馆 CIP 数据核字（2017）第 190593 号

| 人卫智网 | www.ipmph.com | 医学教育、学术、考试、健康，购书智慧智能综合服务平台 |
| 人卫官网 | www.pmph.com | 人卫官方资讯发布平台 |

临床常见疾病健康教育手册
妇产科分册

主　　编：吴婉华　张大双
出版发行：人民卫生出版社　（中继线 010-59780011）
地　　址：北京市朝阳区潘家园南里 19 号
邮　　编：100021
E - mail：pmph @ pmph.com
购书热线：010-59787592　010-59787584　010-65264830
印　　刷：三河市尚艺印装有限公司
经　　销：新华书店
开　　本：850×1168　1/32　印张：5.5
字　　数：138 千字
版　　次：2017 年 9 月第 1 版　2017 年 9 月第 1 版第 1 次印刷
标准书号：ISBN 978-7-117-24862-4/R · 24863
定　　价：22.00 元

打击盗版举报电话：010-59787491　E-mail：WQ @ pmph.com
（凡属印装质量问题请与本社市场营销中心联系退换）

前　言

　　北京大学第一医院是一所具有百年历史的综合医院，妇产科作为全国重点学科，每年约有 12000~14000 位患者接受住院治疗。近 10 年来，随着护理模式的改变，妇产科护士将健康教育贯穿于疾病护理过程中，并在健康教育方面积累了丰富的经验。特编写此书，与同行分享。

　　护士在健康服务体系中不仅是一个照护者、治疗者，还是健康的维护者、教育者。护理健康教育主要是由护士针对患者或健康人群开展的具有护理特色的健康教育活动，是为实现整体护理、满足患者健康需求而赋予护士的重要职责。患者的自我护理及保健知识与疾病结局密切相关，虽然患者可通过网络、书籍等多种形式获得保健知识和信息，但是绝大多数患者仍认为专业医护人员的讲解及咨询最为可靠。

　　本健康教育手册的读者对象是具有一定妇产科专业知识的护理人员。本手册参考了本科及长学制妇产科学书籍，并结合妇产科护理发展，对妇产科常见疾病的健康教育内容进行了整理、归纳及凝练，以规范妇产科健康教育的内容，方便护士在临床进行健康教育工作。本手册内容包括：妊娠、分娩、产科常见合并症、并发症健康教育，妇科常见疾病及常见手术围术期健康教育，计划生育健康教育等内容。

　　本手册作者均为北京大学第一医院妇产科具有高学历的资深护士，他们具有较高的妇产科护理理论知识及丰富的临床工作经验。同时，本手册的编写获得了妇产科同行的鼎力支持，在此深表感谢。

　　在编写过程中，我们竭尽所能，力求内容的科学性、实用性和先进性。尽管如此，仍会有不妥之处，希望妇产科同道们提出宝贵意见，给予指正，以便我们今后改进。

吴婉华　张大双

2017 年 5 月

目 录

第一章

产科健康教育总论

第一节 自然分娩

一、妊娠期

【概述】

妊娠（pregnancy）是胚胎和胎儿在母体发育成长的过程。成熟卵子受精是妊娠的开始，胎儿及其附属物自母体排出是妊娠的终止。妊娠全过程平均约 40 周，是一个非常复杂而又极其协调的生理过程。根据妊娠不同时期的特点，临床上将妊娠分为三个时期：妊娠 12 周末以前称为早期妊娠；第 13~27 周称为中期妊娠；第 28 周及其后称为晚期妊娠。

【临床表现】

1. 早期妊娠

（1）早孕反应：约半数左右的妇女，在停经 6 周左右出现晨起恶心、呕吐、食欲减退、喜食酸物或偏食，称早孕反应。一般于妊娠 12 周左右早孕反应自然消失。

（2）尿频：妊娠早期因增大的子宫压迫膀胱而引起尿频，约 12 周左右增大的子宫进入腹腔，尿频症状自然消失。

（3）乳房：妊娠 8 周起，在雌、孕激素作用下，乳房逐渐增大。孕妇自觉乳房轻度胀痛、乳头刺痛、乳房增大、乳头及周围乳晕着色。

2. 中、晚期妊娠

（1）子宫增大：随着妊娠进展，子宫逐渐增大。

（2）胎动：胎儿在子宫内冲击子宫壁的活动称为胎动。孕妇于妊娠 18~20 周时开始自觉有胎动，胎动每小时约 3~5 次。妊娠周数越多，胎动越活跃，但至妊娠末期胎动逐渐减少。腹壁薄且松弛的孕妇，经腹壁可见胎动。

（3）胎心：妊娠 12 周，用多普勒听诊仪经孕妇腹壁能探测到胎心音，妊娠 18~20 周时用普通听诊仪经孕妇腹壁上能听到胎心音。胎心音如钟表的"嘀嗒"声，速度较快，每分钟 120~160 次。

【检查指导】

1. 实验室检查

（1）目的：根据病史和体格检查结果，选取必要的项目，以及早发现妊娠异常，进行相应的处理，为分娩做准备。

（2）注意事项

1）择期剖宫产手术的患者将于手术前至少一天完成血、尿、便的标本采集。

2）检查血生化项目抽血前需禁食水 6~8 小时，避免进食过于油腻、高蛋白饮食、24 小时严禁饮酒。

3）一般采集静脉血标本，采集后，用棉签按压针眼处及上方，至少 3~5 分钟，进行止血。不要揉，以免造成皮下血肿。按压时间应充分。各人的凝血时间有差异，有的人需要稍长的时间方可凝血（如果是有出血倾向患者如紫癜、血液病等要压迫 5~10 分钟直到无血液渗出）。

4）尿常规标本采集时，取晨起第一次尿，排尿时，弃去前段尿，留取清洁中段尿。会阴部分泌物过多时，应先清洁后再收集检测。

5）粪便常规标本采集时，应排便于清洁便器内，用捡便匙选取中央部分置便标本盒内送检。

2. 心电图

（1）目的：心电图是妊娠期常规检查项目之一，帮助诊断孕妇心脏是否正常，判断是否能够继续妊娠。

（2）注意事项：①检查时需暴露手腕、脚腕和胸部，并保持皮肤清洁；②检查过程中应平静呼吸，尽量放松，避免因肢体紧张产生干扰。

3. 超声检查

（1）目的：①妊娠 11~13^{+6} 周筛查唐氏综合征的高危人群；②妊娠 18~24 周时筛查胎儿有无严重畸形；③观察胎儿生长发育状况、羊水量、胎位、胎盘位置、胎盘成熟度等。

（2）注意事项：

1）经腹部 B 超检查前需大量饮水，充盈膀胱，检查时取仰卧位；

2）经阴道 B 超检查前需排空膀胱，检查时取截石位。

4. 葡萄糖耐量试验（OGTT）

（1）目的：筛查妊娠期糖尿病，改善不良妊娠结局。

（2）注意事项

1）OGTT 前 3 天正常饮食，每日碳水化合物在 150~200g 以上，检查前需禁食 8~14 小时。

2）取完空腹血后将 75g 葡萄糖溶于 200~300ml 水中，需在 5 分钟内服完。

3）服糖后 1 小时、2 小时、3 小时准时取血。

5. 胎心电子监护

（1）目的：能够连续观察和记录胎心率的动态变化；了解胎心与胎动及宫缩之间的关系；预测胎儿宫内储备能力。

（2）注意事项：孕妇取半卧位或半坐卧位，暴露腹部；感觉胎动时及时按胎动按钮。

6. 四步触诊

（1）目的：检查孕妇腹部肌肉紧张程度，了解胎儿大小、胎产式、胎先露、胎方位及胎先露是否衔接。

（2）注意事项：排空膀胱，头高仰卧位，双腿略屈曲分开，使腹部放松。

【专科指导】

1. 环境 室内整洁、舒适、安全；温度 24～26℃，相对湿度 55%～60%；定时开窗通风，每日 2 次，每次 20～30 分钟。

2. 饮食 高蛋白、高维生素、高矿物质、适量脂肪及碳水化合物、低盐饮食，营养均衡，多吃水果、蔬菜，预防便秘。

3. 休息与活动 一般孕妇可坚持工作，28 周后适当减轻工作量。每日 8 小时睡眠，午休 1～2 小时。卧床时尽量左侧卧位，以增加胎盘血供。运动可促进血液循环，增进食欲和睡眠，因此要保证适量的运动，散步是最适宜的运动。避免长时间站立或重体力劳动。避免到人群拥挤的场所。

4. 清洁与舒适 养成良好的刷牙习惯，注意用软毛牙刷；孕妇排汗量大，要勤换内衣，勤淋浴；衣服应宽松、柔软、舒适，冷暖适宜；鞋子应轻便、舒适、防滑，避免穿高跟鞋，以防腰背疼及身体失去平衡。

5. 自我监护 孕妇每日自数胎动，早中晚各数 1 小时，3 次相加乘 4 为 12 小时胎动数。每小时胎动数应≥3 次，12 小时胎动数应≥30 次，若胎动较前明显减少，应及时就诊。

6. 药物使用 许多药物可通过胎盘进入胚胎内，影响胎儿发育，尤其是在妊娠最初 2 个月。孕妇合理用药原则是：能用一种药，避免联合用药；选用疗效肯定的药物，避免用尚未确定对胎儿有不良反应的药物；能用小剂量药物，避免大剂量药物；严格掌握用药剂量和持续时间，注意及时停药。若孕妇病情需要，必须选用对胚胎、胎儿有害的致畸药物，应先终止妊娠，然后用药。

7. 性生活　妊娠前 3 个月及末 3 个月，均应避免性生活，以防流产、早产及感染。

8. 临产征兆　临近预产期的孕妇，如出现阴道血性分泌物或规律宫缩（间歇 5~6 分钟，持续 30 秒）则为临产，应尽快就医。

9. 异常情况　孕妇出现以下情况应立即就医：阴道突然大量液体流出、阴道出血、胎动计数明显减少、头痛、眼花、心悸或其他明显不适。阴道有出血者保留排出物及会阴垫便于计算出血量。

【用药指导】及【出院指导】

正常妊娠期无须用药及住院，若因妊娠合并症、并发症住院治疗，则用药指导及出院指导见相应章节。

（张　波）

二、分　娩　期

【概述】

自然分娩是分娩方式的一种。妊娠满 28 周（196 天）及以后的胎儿及其附属物，从临产开始至全部从母体排出的过程称分娩（delivery）。妊娠满 28 周至不满 37 足周（196~258 天）期间分娩称早产（premature delivery）；妊娠满 37 周至不满 42 足周（259~293 天）期间分娩称足月产（term delivery）；妊娠满 42 周及其后（294 天及 294 天以上）期间分娩称过期产（postterm delivery）。

分娩全过程是从规律宫缩开始至胎儿胎盘娩出为止，称分娩总产程（total stage of labor）。临床分三个产程：

第一产程为宫颈扩张期：从间歇 5~6 分钟的规律宫缩开始，到子宫颈口开全。初产妇约需 11~12 小时，经产妇约需

6~8小时。

第二产程为胎儿娩出期：从宫口开全到胎儿娩出。初产妇约需1~2小时；经产妇一般数分钟即可完成，但也有长达1小时者。

第三产程为胎盘娩出期：从胎儿娩出后到胎盘娩出，约需5~15分钟，不超过30分钟。

【临床表现】

1. 第一产程

（1）宫缩规律：开始时子宫收缩力较弱，间歇5~6分钟，持续20~30秒。随着产程进展，间歇2~3分钟，持续50~60秒。宫口开全时持续可达1分钟，间歇仅1分钟或稍长。

（2）宫口扩张：可分为潜伏期和活跃期，潜伏期扩张速度较慢，进入活跃期后扩张速度加快。

（3）胎头下降：一般初产妇临产时胎头已入盆。随着产程进展，胎头逐渐下降。

（4）胎膜破裂：简称破膜。宫缩时羊膜腔内压力增高，当压力增加到一定程度时，胎膜自然破裂。破膜多发生在宫口近开全时。

（5）疼痛：疼痛是每个产妇都要经历的不舒适的体验之一。疼痛的原因与宫口扩张、胎头压迫盆底等有关。产妇心理状态影响对疼痛的感受。

2. 第二产程　宫口开全后，胎膜多已自然破裂。若仍未破裂，常影响胎头下降，应行人工破膜。破膜后，宫缩可暂时停止，产妇略感舒适，随后宫缩较前增强，每次持续1分钟或更长，间歇1~2分钟。当胎头下降压迫盆底组织时，产妇有排便感，并不自主地产生向下用力屏气的动作；会阴膨隆和变薄，肛门括约肌松弛。胎头于宫缩时露出于阴道口，在宫缩间歇期胎头又回缩至阴道内，称胎头拨露（head visibleonvulval-gapping）；宫缩间歇期胎头也不再回缩，称胎头着冠

（crowning of head）。产程继续进展，胎头娩出，接着出现胎头复位及外转旋，随后前肩和后肩相继娩出，胎体很快娩出，后羊水随之涌出。经产妇第二产程短，有时仅需几次宫缩即可完成胎头娩出。

3. 第三产程

（1）子宫收缩：胎儿娩出后宫底降到平脐，产妇感觉轻松，宫缩暂停几分钟后会再次出现。

（2）胎盘娩出及阴道流血：由于宫腔容积明显缩小，胎盘与子宫壁发生错位而剥离。

【检查指导】

1. 实验室检查、胎心电子监护详见本章第一节自然分娩妊娠期中检查指导。

2. 四部触诊

（1）目的：检查孕妇腹部肌肉紧张程度，了解胎儿大小、胎产式、胎先露、胎方位及胎先露是否衔接。

（2）注意事项：排空膀胱，头高仰卧位，双腿略屈曲分开，使腹部放松。

3. 阴道指检

（1）目的：了解宫口扩张程度、胎膜是否破裂、先露的高低、以判断产程进展情况。

（2）注意事项：产妇排空膀胱，放松心情。仰卧位于床上，脱去裤腿，臀下垫清洁一次性会阴中单，双腿弯曲分开，暴露外阴。

【专科指导】

1. 第一产程

（1）饮食：少量多餐，进食易消化、清淡的食物；比如：面、汤、稀饭、肉粥等。由于待产过程中能量消耗很大，要多饮水，比如：牛奶、果汁、白开水等，保证充足的摄入量。不要进食过多太甜、油腻的食物，以免引起呕吐及消化不良。宫缩间歇少量多次进食易消化的半流质饮食。

（2）活动：第一产程注意适度运动，采取自由舒适体位，如站、蹲、跪、坐等。宫缩间歇时注意休息，以促进身体舒适和放松。

（3）排尿：每2~4小时排尿一次，避免膀胱充盈阻碍胎头下降。排尿困难时予以导尿。

（4）排便感：随着宫缩的加强，胎头位置的下降，会出现强烈的便意。这是由于胎头压迫盆底肌肉造成的。如果在宫缩间歇期没有便意，宫缩时便意强烈，是胎头压迫所致，此时不要用力排便，否则会造成宫颈水肿，从而延误产程的进展。如果宫缩间歇期内便意也很强烈，及时通知医护人员进行检查，不要自行用力排便，以免发生意外。

（5）减轻疼痛：

1）在宫缩时做深呼吸。从鼻吸气，从口缓慢吐气，把注意力放在自己的呼吸上。

2）家属也可在产妇疼痛时为产妇做腹部、腰部按摩，以减轻疼痛。

3）分散注意力：看喜欢的照片或图片。看书、看电视、听音乐、交谈等。

4）变换各种体位，如走、站、蹲、跪、坐等，既有助于减轻疼痛又有助于胎头下降。

5）临产后根据意愿申请使用药物镇痛。

（6）陪产：鼓励家属陪伴，给产妇精神上的支持和安慰。

（7）胎膜破裂：胎头高浮未衔接且胎膜破裂的产妇应卧床休息，避免脐带脱垂。

（8）保持卫生：多汗、外阴分泌物及羊水外溢等原因容易引起感染，应保持会阴部位清洁与卫生。

2. 第二产程指导

（1）鼓励家属陪产，给予情感支持。

（2）配合助产士采取合适的分娩体位。

（3）产妇抓紧宫缩间隔时间补充能量，调整呼吸。

（4）正确运用腹压，配合分娩：①仰卧，双腿屈曲、分开，双脚蹬在产床上，双手握紧床把手向上拉，下巴紧收、贴近前胸，后背和腰部贴紧床，自然地向下用力。②宫缩来临时吸气，宫缩高峰时屏气用力，闭口不要漏气。每次尽量保持长时间的用力，每阵宫缩使2~3次劲儿。要在宫缩时有节奏地用力，宫缩间歇期放松。③在宫缩间歇期深呼吸，使腹中胎儿得到足够的氧，还可以适当休息。④需要双手抱腿用力时，双手从外侧抱住膝盖的内侧，双腿尽量靠近下腹部的两侧，并充分地张开。⑤胎儿娩出的一刹那要在宫缩间歇期缓慢向下用力，不要扭动身体，或者悬空臀部，这样会导致严重的会阴撕裂。

3. 第三产程指导

（1）早接触、早吸吮：

1）定义：是指新生儿出生后1小时内要进行早接触、早吸吮，这是母乳喂养成功的保证。

2）方法：正常分娩的新生儿助产人员在断脐后，擦干其皮肤上血迹和羊水，将新生儿裸体俯卧于产妇胸前，使胸腹贴于产妇胸前，使下颌贴母亲乳房，并让新生儿吸吮母亲乳头，且持续在30分钟以上。

（2）饮食：

初产妇胎盘娩出需要5~30分钟，胎盘娩出后，产妇顿感腹空，但由于此时需要对娩出的胎盘及软产道进行常规检查与处置，加之产妇此时体位处于平仰卧位，不便摄食，为防止发生低血糖，在产床上可用吸管进食流质类饮食，如豆浆、米汤、菜汁、果汁等。

（3）胎盘超过30分钟未自行娩出，医生要手取胎盘，产妇应深呼吸以减轻疼痛及配合完成胎盘剥离。

4. 产后 2 小时指导产妇分娩后为预防产后出血，需在产房观察 2 小时。

（1）饮食：可进些软食，以补充产程中消耗的热量。多饮水，使膀胱尽早充盈，尽早排尿。

（2）让新生儿吸吮母亲乳头，母子间多行皮肤接触。

（3）伤口：若伤口有疼痛明显，有肛门坠胀感，多提示有阴道后壁血肿。及时告知医生。

【用药指导】

缩宫素

（1）目的：加强宫缩

（2）方法：静脉滴注，从小剂量开始，根据子宫收缩情况调整滴速及浓度。

（3）不良反应：子宫收缩过强。

（4）注意事项：严禁自己调滴注速度；若感觉子宫收缩不缓解，及时通知医护人员。

【出院指导】

无

（程海丹）

三、产　褥　期

【概述】

从胎盘娩出至产妇全身各器官（除乳腺外）恢复至妊娠前状态（包括形态和功能）的阶段称为产褥期（puerperium），一般为 6 周。

【临床表现】

1. 生命体征　正常产妇产后生命体征在正常范围。产后24 小时内，体温略升高但不超过 38℃，可能与产程长导致过度疲劳有关。产后 3~4 天可能会出现"泌乳热"，乳房充血影响血液和淋巴回流，乳汁不能排出，一般不超过 38℃。产后脉搏略慢，60~70 次/分，大约在产后 1 周恢复。产后膈肌下降，腹压降低，产妇有妊娠期的胸式呼吸变为胸腹式呼吸，呼吸深慢，14~16 次/分。血压无明显变化。

2. 子宫复旧及宫缩痛 胎盘娩出后，子宫收缩呈圆形，宫底即刻降至脐下一横指，产后 1 日略上升至平脐，以后每日下降 1~2cm，产后 10 日降至盆腔内。产后哺乳时，婴儿吸吮乳头反射性地引起缩宫素分泌增加，故子宫下降速度较不哺乳者为快。产后子宫收缩引起的疼痛，称为宫缩痛。经产妇宫缩痛较初产妇明显，哺乳者较不哺乳者明显。宫缩痛一般可承受，多在产后 1~2 日出现，持续 2~3 日自然消失，无须特殊用药，也可酌情给予镇痛剂。

3. 褥汗 产后 1 周内，孕期潴留的水分通过皮肤排泄，在睡眠时明显，产妇醒来满头大汗，习称"褥汗"，不属病态。

4. 恶露 产后随子宫蜕膜脱落，含有血液及坏死蜕膜的组织经阴道排出，称为恶露（lochia）。根据其颜色及内容物分为血性恶露、浆液性恶露、白色恶露。正常恶露有血腥味，但无臭味，一般持续 4~6 周，总量可达 500ml。若有胎盘、胎膜残留或感染，可使恶露持续时间延长，并有臭味。

5. 会阴伤口 因分娩时会阴裂伤或会阴侧切伤口，产后 3 天内可出现局部水肿、疼痛，拆线后疼痛明显减轻。

6. 排尿困难及便秘 产后 2~3 日内产妇多尿，容易发生排尿困难，特别是产后第一次小便，容易发生尿潴留及尿路感染。产妇因卧床、多汗及肠蠕动减弱，常发生便秘。

【检查指导】

正常阴道分娩产妇产褥期无异常情况，无须做特殊检查。

【专科指导】

1. 产褥期生活环境

（1）室内通风好，空气新鲜，阳光充足。但要注意防止受凉，避免风直吹身体。

（2）保持适宜的温度和湿度。室温以 22~24℃ 为宜，相对湿度 55%~60% 为宜，勿过于干燥。

（3）保持室内清洁卫生，可使心情愉悦，还可防止滋生细菌。

（4）室内安静舒适，有利于休息。

2. 饮食

（1）进食营养丰富、易消化的食物，保证足够的热量和水分（红糖水、鸡蛋、牛奶、小米粥）。

（2）多食常温的蔬菜水果，补充维生素和纤维素，可以避免发生便秘。

（3）适量喝汤，可促进乳汁分泌。

（4）在三餐后，夜间睡前可适当加餐，保证夜间乳汁的分泌，为母体的消耗提供能量。

3. 活动

（1）若产后一切正常，产后运动应于产后立刻开始，可帮助血液循环、子宫收缩。产后 6 小时内应自行下床排尿，预防产后尿潴留。每日至少下床活动 3~5 次（如厕除外）。

（2）产后体力恢复后可做产后运动训练，以协助恢复腹部肌肉、盆底肌肉功能，增强肌肉弹性，保护机体器官恢复，增加心肺功能。运动量应由小到大，循序渐进。

（3）一般在产后第 2 日开始可做产后健身操。每 1~2 日增加一节，每节做 8~16 次。出院后继续做产后保健操至产后 42 天。

第 1 节：仰卧，深吸气，收腹部，然后呼气。

第 2 节：仰卧，两臂垂直放于身旁，进行缩肛与放松动作。

第 3 节：仰卧，两臂垂直放于身旁，双腿轮流上举和并举，与身体呈直角。

第4节：仰卧，髋放松，双腿分开稍屈，脚底放在床上，尽力提高臀部和背部。

第5节：仰卧起坐。

第6节：跪姿，双膝分开，肩肘垂直，双手平放床上，腰部进行左右旋转动作。

第7节：全身运动，跪姿，双臂支撑在床上，左右腿交替向背后高举。

4. 会阴伤口护理

（1）保持局部清洁干燥。每次大、小便后用清水清洗干净。

（2）伤口疼痛剧烈或肛门坠胀感应及早报告医生进行检查。

（3）休息睡眠时，可以采取健侧卧位，勤换会阴垫，避免恶露浸泡伤口。

（4）阴道外口处会有可吸收的线头，请不要用手揪扯，当伤口愈合，线吸收后线头会自行脱落。

5. 子宫复旧产后宫缩痛是生理现象，产后当天，禁止用热水袋外敷止痛，以免子宫肌肉松弛而出血过多。

6. 母乳喂养：详见第一章产科健康教育总论第三节母乳喂养。

【用药指导】

产褥期常用的中成药物有：益母草颗粒、少腹逐瘀颗粒。

1. 益母草颗粒

（1）目的：促进子宫收缩，活血调经，排出瘀血，散瘀止痛。

（2）方法：2~3次/日，餐后服用。

（3）不良反应：尚不明确。药物是临床上常用的中药，不良反应小。在使用过程中，若出现不适，立即停止使用。

（4）注意事项：

1）忌食生冷、油腻食物。

2）对该药品过敏者禁用，过敏体质者慎用。

3）胎盘娩出前及孕妇禁用。

2. 少腹逐瘀颗粒

（1）目的：活血逐瘀，祛寒止痛。

（2）用法：2~3 次/日，餐后服用。

（3）不良反应：尚不明确。在使用过程中，若出现不适，立即停止使用。

（4）注意事项：

1）忌食生冷、油腻食物，不宜洗凉水澡。

2）上呼吸道感染时不宜服用本药。

3）对本药过敏者禁用，过敏体质者慎用。

4）孕妇禁用。

【出院指导】

1. 计划生育指导　产后 42 天内禁止性生活。注意个人卫生和外阴清洁，禁止盆浴。未哺乳者，可选用药物和工具避孕。哺乳者采用工具避孕为宜。

2. 坚持母乳喂养。

3. 健康检查　产后 42 天母婴到医院进行全面检查，以了解产妇全身情况，特别是生殖系统恢复情况。

（程海丹）

第二节　剖宫产

【概述】

剖宫产（cesarean section）是经腹壁切开子宫取出已达到成熟的成活胎儿及其附属物的手术。

【围术期指导】

1. 术前准备及注意事项

（1）饮食：加强营养，术前禁食水 6~8 小时。

（2）休息与活动：可选取侧斜仰卧位，防止仰卧位低血压综合征发生。保证充足的睡眠，适当活动，活动时防止跌倒。

（3）自我监护：详见第一章产科健康教育总论第一节自然分娩妊娠期中专科指导。

2. 术后注意事项

（1）心电监护：心电监护期间不可自行调节心电监护仪参数设置，探头脱落及时通知护士。

（2）术后体位：根据麻醉方式的不同，应采取不同的卧位。

1）全麻产妇清醒前，应去枕平卧，头偏向一侧，防止呕吐导致窒息，加床档防止坠床。

2）联合麻醉产妇去枕平卧 6 小时后置枕。

3）硬膜外麻醉产妇回到病房即可置枕平卧。

（3）饮食：进食进水的时机应根据麻醉方式酌情安排。一般术后 6 小时可饮温开水、米汤等流质饮食，排气前忌食奶制品、豆浆、含糖食物等产气食物，以免增加肠道积气，导致腹胀。肛门自行排气后，逐步过渡到普食。进食高营养、高蛋白、高维生素易消化的饮食，增加产妇营养，纠正贫血，促进泌乳，有利于早日恢复。

（4）休息：室内通风好，空气清新，风口勿直吹产妇。保持适宜的温度和湿度。室温以 22~24℃，相对湿度以 55%~60% 为宜，避免温度过高和干燥。保持室内清洁卫生、安静舒适，与婴儿同步睡眠，保证充分的休息。

（5）活动：

1）术后 6 小时内有知觉即可在床上翻身活动，12 小时后可下床活动，以促进肠蠕动，防止下肢静脉血栓。

2）勤翻身，早下床活动，促进血液循环及子宫收缩，预防产后出血、深静脉血栓等术后并发症。

3）预防跌倒："三步下床"，先由床上慢慢坐起在床边，活动双腿，如无头晕虚脱现象方可站起；站立无不适后在他人协助下床旁走动；若身体状况良好，可在室内缓慢行走。

（6）有效咳嗽：咳嗽时如为纵切口，轻按切口两侧，并向中心聚拢腹壁，减轻切口张力；如为横切口，轻按切口，以减轻切口处振动。

（7）留置尿管24小时，留置尿管期间多饮水，防止泌尿系感染；妥善固定尿管，并保持通畅，避免打折、弯曲、受压、滑脱。拔除尿管后6小时内自行排尿。

（8）严格遵守探视制度，接触新生儿前要用快速手消毒剂消毒双手或六步洗手法洗手，预防交叉感染。

（9）母乳喂养：详见第一章产科健康教育总论第三节母乳喂养。

【检查指导】

术前检查详见本章第一节妊娠期检查指导。术后一般无须检查。

【用药指导】

1. 抗生素

（1）目的：预防、控制感染。

（2）方法：静脉输液。

（3）不良反应：少数情况下发生过敏反应。

（4）注意事项：输液时如有不适，如胸闷、恶心、皮疹等，及时告知医护人员。

2. 缩宫素

（1）目的：促进子宫收缩，预防产后出血。

（2）方法：静脉输液。

（3）不良反应：偶有恶心、呕吐、心率加快或心律失常。

大剂量应用时可引起高血压或水滞留。

（4）注意事项：输液时如有不适，子宫收缩过强、心慌等，及时告知医护人员。

【出院指导】

1. 出院后尽快与居住地保健机构联系，以便及时获得母婴保健支持。

2. 保持个人卫生，大小便后用温水清洗外阴，勤洗手，勤换内衣，预防产褥感染。

3. 产褥期内禁止性生活。产后复查正常后可恢复正常性生活，落实避孕措施，至少避孕2年。哺乳者选用工具避孕为宜，不哺乳者可选用药物避孕。

4. 做产后保健操，促进骨盆肌及腹肌张力恢复。

5. 若出现发热、腹痛或阴道出血过多等，及时就医。

6. 出院后如遇到母乳喂养方面问题可以拨打母乳喂养咨询热线，也可以直接到母乳喂养咨询门诊就诊。

7. 产后42~60天母婴一起来医院进行产后复查。

（张　波）

第三节　母乳喂养

【概述】

母乳是婴儿最佳的天然食物，母乳含有婴幼儿生长发育必需的各种营养成分。母乳喂养对婴儿、母亲、家庭及社会都有其他喂养方式无法比拟的好处，尤其对婴儿而言，合理的母乳喂养对婴幼儿的存活、生长发育、营养和健康都非常重要。

纯母乳喂养（breast feeding）：除母乳外，不给婴儿吃其他任何固体或液体食物。2002年世界卫生组织和联合国儿童基金会联合制定的《婴幼儿喂养全球战略》建议：在生命的最初 6 个月应对婴儿进行纯母乳喂养以实现最佳生长、发育和健康。

【专科指导】

1. 母乳喂养的好处

（1）对婴儿的好处：

1）提供给婴儿足够的营养：母乳含有 0~6 个月生长发育所需的全部营养，最易消化和吸收，有利于婴儿的生长发育。

2）免疫调节：母乳中含有独特的抗体，可以预防婴儿呼吸道感染、过敏、腹泻等疾病发生。

3）促进发育：母乳喂养可促进婴儿神经系统和肠道的发育。

4）对婴儿远期的影响：2007 年，WHO 在发布的母乳喂养远期作用的系统综述中指出，母乳喂养可以降低成年高血压、心脏病、2 型糖尿病的发病率，还可预防儿童、青少年肥胖。

5）促进情感交流：母乳喂养可以增加母婴之间的感情，当宝宝在妈妈怀里吃奶时，可以听到母亲的心跳，因而得到更多的安慰。母乳喂养时，婴儿与母亲的视线交流，有利于婴儿的情感发育。

（2）对母亲的好处：

1）促进子宫复旧，减少产后出血：当婴儿吸吮母亲的乳房时，妈妈的脑垂体可产生催乳素和催产素，促进子宫收缩，从而减少产后出血的发生。

2）迅速恢复体重：产后母乳喂养，特别是按需哺乳、纯母乳喂养，能够大量消耗脂肪，并调整脂肪在身体的分布，协助体型恢复。

3）降低患病风险：母乳喂养可以减少母亲患乳腺癌和卵巢癌的风险。

4）减少骨质疏松的风险：母乳喂养有助于降低绝经后骨质疏松的发生风险。

5）生育调节：母乳喂养的母亲月经复潮及排卵较不哺乳的母亲来说会延迟，有利于产后康复和生育间隔。

6）促进心理健康，加深母子感情：哺乳有助于母亲身心健康，催乳素具有让母亲放松、满足的作用，哺乳时母亲受到催乳素的作用更容易入睡，从而缓解母亲分娩过程中和哺乳期间的紧张和压力。

（3）对家庭及社会的好处：

1）减少人工喂养费用及人力。

2）减少婴幼儿医疗开支。

3）有利于女性职工情绪稳定、提高工作效率。

2. 初乳的好处 产后 5~7 日的乳汁称为初乳。初乳中含有丰富的抗体和免疫物质，可以增加婴儿的抵抗力，还能抵抗和杀死各种细菌，防止消化道、呼吸道发生感染性疾病。

3. 母婴同室 产后母亲和婴儿 24 小时在一起，每天分开时间不超过 1 小时，可以增加母子感情，促进母亲乳汁分泌，还能方便母亲随时喂奶，保证按需哺乳。

4. 按需哺乳 按需哺乳就是母亲按照婴儿的需要哺乳。婴儿饿了或母亲乳房胀了就应喂奶。尤其是新生儿期间，喂奶次数和间隔时间都不必受限制，每天不能少于 8 次。按需哺乳不仅可以保证婴儿生长发育的营养需要，还可以促进母亲产后子宫复旧，有利于产后恢复。同时也能预防乳房肿胀等问题。

5. 婴儿饥饿的指征

（1）婴儿张大嘴，左右转头寻找乳房。

（2）发出吸吮动作或响声，例如吃手。

（3）烦躁或哭闹。

6. 婴儿吃饱奶的指征

（1）哺乳前母亲有乳房充盈感，哺乳时有下奶感，哺乳后乳房松软。

（2）婴儿自己放开乳头，看上去满足而有睡意。

（3）婴儿停止吸吮，却仍含着乳头不放，可试着轻轻揉其耳垂或额头，若继续吸吮表明没有吃饱，若仍有睡意，表明已经吃饱了。

7. 母亲哺乳体位　取舒适体位（坐位或侧卧位），解开衣扣暴露并用温毛巾清洁乳房。

（1）坐位哺乳 4 个要点

1）母亲坐的椅子高度要合适。

2）背后垫一个枕头或者垫子。

3）如果椅子太高，放一个小凳子在母亲脚下。

4）不要使母亲的膝盖抬得过高。

（2）侧卧位哺乳 3 个要点

1）身体转向一侧，母婴相对，身体贴近，将婴儿的上半身抬高与乳房成水平线，使婴儿的脸朝着乳房，鼻尖对着乳头。

2）婴儿的头不要枕在母亲的手腕上，母亲用上面的手托乳房，待婴儿含接好后，再搂住婴儿臀背部。

3）将下方的手放在枕边。

8. 哺乳婴儿姿势 4 个要点

（1）婴儿的头和身体成一条直线。

（2）婴儿的脸贴近乳房，鼻子对着乳头。

（3）婴儿的身体贴近母亲。

（4）婴儿的头和颈得到支撑。

9. 手托乳房方法

（1）C 字形托乳房手法：拇指与其他四指分开，呈 C 字形托住乳房，示指支撑在乳房基底部，靠在乳房下的胸壁上，大拇指放在乳房的上方，拇指及示指可以轻压，改善乳房形态，使婴儿容易含接。

（2）托乳房的手不要靠近乳头处，如果母亲的乳房大而且下垂，用手托住乳房可帮助乳汁流出。如果乳房太小而高，在喂奶时，手不需要总托住乳房。

10. 婴儿正确的含接姿势

（1）婴儿的下颌贴在乳房上。

（2）嘴张得很大，舌头呈勺状环绕乳晕。

（3）将乳头及大部分乳晕含在嘴中。

（4）下唇向外翻。

（5）面颊骨气呈圆形。

（6）婴儿嘴上方的乳晕比下方多。

（7）婴儿慢而深地吸吮，有时突然暂停。如果婴儿吸吮时伴有咂砸声，这说明含接姿势不正确，吸吮无效。

11. 挤奶的方法

（1）彻底洗净双手。

（2）选取舒适体位。

（3）将拇指和示指放在乳晕边缘距离乳头 2cm 处，先向胸壁方向下压，然后向外有节奏提拉挤奶，放松时手不应离开皮肤，拇指和示指可变换位置，每次 3~5 分钟，待乳汁少了就可挤另一侧乳房，如此重复进行，两侧乳房挤奶时间应以 20~30 分钟为宜。

（4）操作时不应引起疼痛，否则表明方法不正确。

（5）不要挤压乳头，因为挤压乳头不会出奶。

（6）挤出的母乳按要求储存。

12. 母乳保存　在母婴分离的情况下，为了继续母乳喂养，保持妈妈泌乳，可将乳汁挤出后妥善保存，在适当的时候给宝宝喂哺。母乳的保存见表 1-1。

表 1-1　母乳保存时间

温度	刚挤出来的乳汁	冷藏室解冻的乳汁	解冻且已加温的乳汁	喝剩的乳汁
室温	25℃以下	4 小时之内	4 小时之内	当餐使用丢弃
0~4℃	冷藏室8 天之内	24 小时之内	4 小时	丢弃
-18℃ 以下	冷冻室3~6 个月	不可再冷冻	不可再冷冻	丢弃

（张　波）

第二章

妊娠期并发症健康教育

第一节　流　产

【概述】

妊娠不足 28 周、胎儿体重不足 1000g 而终止者称流产（abortion）。流产发生于妊娠 12 周前者称早期流产（early abortion），发生在妊娠 12 周至不足 28 周者称晚期流产（late abortion）。流产又分为自然流产和人工流产两大类。机械或药物等人为因素终止妊娠者称为人工流产（induced abortion），自然因素导致的流产称为自然流产（spontaneous abortion，miscarriage）。自然流产率占全部妊娠的 10%～15%，其中 80% 以上为早期流产。

导致流产的病因很多，主要有以下几方面：

1. 胚胎因素　胚胎染色体异常是流产的主要原因。早期流产子代检查发现 50%～60% 有染色体异常。夫妇任何一方有染色体异常均可传至子代，导致流产。染色体异常包括数目异常和结构异常。

2. 母体因素

（1）全身性疾病：全身性感染时高热可促进子宫收缩引起流产；梅毒螺旋体、流感病毒、巨细胞病毒、支原体、衣原体、弓形虫、单纯疱疹病毒等感染可引起胎儿染色体畸变而导致流产；孕妇患心力衰竭、严重贫血、高血压、慢性肾炎及严重营养不良等缺血缺氧性疾病亦可导致流产。

（2）内分泌异常：黄体功能不足可致早期流产。甲状腺功能低下、严重的糖尿病血糖未控制均可导致流产。

（3）免疫功能异常：妊娠后母儿双方免疫不适应，母体排斥胚胎或胎儿而发生流产。

（4）子宫异常：畸形子宫如子宫发育不良、单角子宫、双子宫、子宫纵隔、宫腔粘连以及黏膜下或肌壁间子宫肌瘤均可影响胚囊着床和发育而导致流产。宫颈重度裂伤、宫颈内口松弛、宫颈过短可导致胎膜破裂而流产。

（5）创伤刺激：子宫创伤如手术、直接撞击、性交过度亦可导致流产；过度紧张、焦虑、恐惧、忧伤等精神创伤亦有引起流产的报道。

（6）不良习惯：过量吸烟、酗酒，吗啡、海洛因等毒品均可导致流产。

3. 胎盘因素 胎盘滋养细胞发育和功能不全是导致胚胎早期死亡的重要原因。

【临床表现】

主要为停经、腹痛及阴道流血。

【检查指导】

1. B 型超声检查

（1）目的：测定妊娠囊的大小、形态、胎儿心管搏动，并可辅助诊断流产类型。

（2）注意事项：详见第一章产科健康教育总论第一节自然分娩妊娠期中检查指导。

2. 实验室检查

（1）目的：

1）血常规检查判断出血程度，白细胞和血沉可判断有无感染存在。

2）连续测定血β-HCG之动态变化，有助于妊娠的诊断及预后判断。妊娠6~8周时，血β-HCG是以每日66%的速度增加，若血β-HCG每48小时增加不到66%，则提示妊娠预后不良。

（2）注意事项：详见第一章产科健康教育总论第一节自然分娩妊娠期中检查指导。

3. 妇科检查

（1）目的：了解宫颈口扩张、阴道出血、妊娠产物排出情况等。

（2）注意事项：

1）检查前需排空膀胱，大便充盈者应在排便后检查。

2）检查时仰卧于检查床上，双腿分开，尽量放松身体，配合医生检查。

【专科指导】

1. 先兆流产

（1）卧床休息，禁止性生活。

（2）饮食以高热量、高蛋白、高维生素的清淡饮食为宜。多吃新鲜蔬菜、水果，保持大便通畅。

（3）有阴道出血者置消毒会阴垫，保持会阴清洁，避免感染。

（4）有体温升高、腹痛加重、阴道出血量增多时及时告知医务人员。

（5）遵医嘱使用镇静保胎药物。

（6）保持心情舒畅，放松身体，减少不良情绪刺激有利于保胎成功。

2. 妊娠不能再继续者

（1）保留阴道排出物，交给医务人员，以判断妊娠产物是否完全排出。

（2）需行清宫术的患者术前禁食。术后有阴道出血增多、腹痛加剧及时告知医务人员。

（3）配合医务人员完成相关检查，确定胚胎组织有无完全排出。

（4）保持会阴清洁，每日清洗外阴，预防感染。

【用药指导】

1. 抗生素

（1）目的：预防、控制感染。

（2）方法：静脉输液。

（3）不良反应：少数情况下发生过敏反应、皮疹、肝肾毒性反应等。

（4）注意事项：输液时如有不适，如胸闷、恶心、皮疹等，及时告知医护人员。

2. 黄体酮

（1）目的：促进黄体功能，用于黄体功能不足，先兆流产和习惯性流产者。

（2）方法：10~20mg，肌内注射。

（3）不良反应：偶见恶心、头晕及头痛、倦怠感、荨麻疹、乳房肿胀等。

（4）注意事项：严重肝损伤患者禁用。肾病、心脏病、水肿、高血压患者慎用。注意交替更换注射部位。

【出院指导】

1. 饮食　易消化、高蛋白、高维生素饮食。

2. 活动　早期流产后需休息2周，晚期流产后需休息4周，可做一些轻微活动，避免重体力劳动。

3. 卫生　保持外阴清洁，1个月内禁止盆浴及性生活。

4. 再孕　有习惯性流产史的患者，在下一妊娠确诊后应卧床休息，加强营养，补充维生素，定期门诊检查孕激素水平。

5. 复诊　流产1个月后来医院复查，如有异常情况及时复诊。

（程海丹）

第二节　异位妊娠

【概述】

受精卵在子宫体腔以外着床称为异位妊娠（ectopic pregnancy）。异位妊娠是妇产科常见的急腹症之一，有导致孕产妇死亡的危险，一直被视为具有高度危险的妊娠早期并发症。根据受精卵种植的部位不同，异位妊娠分为：输卵管妊娠、宫颈妊娠、卵巢妊娠、腹腔妊娠、阔韧带妊娠等，其中以输卵管妊娠最常见（占90%~95%）。

输卵管妊娠（tubal pregnancy）多发生在壶腹部（75%~80%），其次为峡部。伞部及间质部妊娠少见。

任何妨碍受精卵正常进入宫腔的因素都可造成输卵管妊娠。如：输卵管炎症、输卵管发育不良或功能异常，精神因素可引起输卵管痉挛和蠕动异常，干扰受精卵的运送，引起异位妊娠。放置宫内节育器与异位妊娠发生也有相关性。

【临床表现】

1. 停经　多数患者在妊娠停经6~8周后出现阴道流血。当月经延迟几日后出现阴道不规则流血时，常被误认为月经来潮。

2. 阴道流血　常表现为短暂停经后不规则阴道流血，量少，点滴状，色暗红或深褐色。部分患者阴道流血量较多，似月经量，可伴有蜕膜碎片或管型排出，约5%表现为大量阴道流血。阴道流血表明胚胎受损或已死亡。当病灶去除后，阴道流血才逐渐停止。

3. 腹痛　95%以上输卵管妊娠患者因腹痛就诊。输卵管妊娠未破裂时，患侧出现下腹一侧隐痛或胀痛。输卵管妊娠破裂时，突感患侧下腹部撕裂样剧痛，疼痛为持续性或阵发性，血液积聚出现肛门坠胀感（里急后重）；出血多时可引起全腹疼痛，恶心呕吐；血液刺激横膈，出现肩胛部放射痛（称为 Danforth 征）。腹痛可出现于阴道流血前或后，也可与阴道流血同时发生。

4. 晕厥和休克　大量内出血及剧烈腹痛，可出现晕厥及休克状态，面色苍白、四肢厥冷、脉搏快而细弱、血压下降。休克程度取决于内出血速度及出血量，与阴道流血量不成比例。

【检查指导】

1. B 型超声检查

（1）目的：利用超声显像了解宫内有无妊娠囊，有助于诊断异位妊娠；也可根据盆腔内积液判断出血量。

（2）注意事项：详见第一章产科健康教育总论第一节自然分娩妊娠期中检查指导。

2. 妊娠试验

（1）目的：测定 β-HCG 为早期诊断异位妊娠的常用手段。β-HCG 阴性，不能完全排除异位妊娠。妊娠 β-HCG 阳性时不能确定妊娠在宫内或宫外。

（2）注意事项：详见第一章产科健康教育总论第一节自然分娩妊娠期中检查指导的实验室检查。

3. 妇科检查

（1）目的：异位妊娠时可见阴道与宫颈黏膜着色，质地变软。通过检查有助于诊断输卵管妊娠。

（2）注意事项：

1）检查前需排空膀胱，大便充盈者应在排便后检查。

2）检查时仰卧于检查床上，双腿分开，尽量放松身体，配合医生检查。

4. 经阴道后穹窿穿刺

（1）目的：为简单、可靠的诊断异位妊娠方法。适用于腹腔有内出血的患者。内出血时，血液积聚于直肠子宫陷凹，后穹窿穿刺可抽出陈旧性不凝血。

（2）注意事项：排空膀胱，截石位暴露会阴。

【围术期指导】

近年来，随着腹腔镜技术的发展，腹腔镜手术作为异位妊娠的治疗手段，逐步取代开腹手术。妇科腹部手术及腹腔镜手术相关内容详见第六章妇科手术健康教育第一节妇科腹部手术、第七节腹腔镜手术。

【专科指导】

1. 非手术患者进食清淡易消化的高热量、高蛋白、丰富的维生素的流质或半流质饮食。

2. 绝对卧床休息，尽量减少突然改变体位和增加腹压的动作。如有咳嗽及时处理。

3. 取半卧位，减轻腹部张力，从而减少异位妊娠破裂的机会，增加舒适感。

4. 有腹痛、阴道出血等不适症状及时告知医务人员。

5. 突感一侧下腹部撕裂样剧痛，恶心呕吐、疼痛为持续性或阵发性时，提示有输卵管妊娠破裂的可能，应迅速通知医务人员，配合抢救。

【用药指导】

甲氨蝶呤

1. 目的　用于治疗异位妊娠的药物首选甲氨蝶呤（methotrexate，MTX）。MTX 是叶酸拮抗剂，可抑制四氢叶酸生成，从而干扰 DNA 合成，使滋养细胞分裂受阻，胚胎发育停止而死亡。

2. 方法

（1）单次给药：剂量为 50mg/m^2，肌内注射一次。

（2）分次给药：MTX 0.4mg/kg，肌内注射，每日一次，共 5 次。

3. 不良反应　用药后可能出现胃肠炎、药物性肝炎、肾功能损害、骨髓抑制、皮炎、口腔炎等不良反应。这些不良反应多是可逆的，停药后 3 天可消失。

4. 注意事项　给药期间应测定血 β-HCG 及 B 型超声，严密监护。

【出院指导】

1. 进食营养丰富的食物，尤其富含铁蛋白的食物，如动物肝脏、鱼类、豆类、绿叶蔬菜等，以促进血红蛋白增加，增强机体抵抗力。

2. 禁止性生活 1 个月，严格避孕。非手术治疗的患者需 6 个月后才能受孕。性伴侣稳定。

3. 禁盆浴 1 个月，可淋浴。保持良好的卫生习惯，勤洗浴、换衣。

4. 若发生盆腔炎应积极、彻底治疗。

5. 异位妊娠复发率为 10%，不孕率为 50%~60%，下次妊娠出现腹痛、阴道出血等情况应随时就医。

6. 手术治疗患者 1 个月后门诊复查。

7. 保守治疗患者每周查血 β-HCG，直到血 β-HCG 值<5IU/L。β-HCG 值转为阴性之前禁止饮酒，禁止服用含叶酸的多种维生素。出现阴道出血时间长或者量增多以及疼痛时间延长或者加重情况及时来医院就诊。

（程海丹）

第三节　早　产

【概述】

早产（preterm labor，PTL）是指妊娠满 28 周至不满 37 足周（196~258 天）间分娩者。早产分为自发性早产和治疗性早产两种，前者包括未足月分娩和未足月胎膜早破，后者为妊娠并发症或合并症而需要提前终止妊娠者。分娩孕周越小，出生体重越低，围生儿预后越差。近年，由于早产儿及低体重儿治疗学的进步，其生存率明显提高，伤残率下降。

1. 病因诱发早产的常见因素有

（1）宫内感染，常伴发胎膜早破、绒毛膜羊膜炎，30%～40%的早产与此有关；

（2）下生殖道及泌尿道感染；

（3）妊娠并发症与合并症，如妊娠期高血压疾病、妊娠肝内胆汁淤积症、妊娠合并心脏病、慢性肾炎等，可因疾病本身或医源性因素提早终止妊娠导致早产；

（4）子宫膨胀过度或畸形，如多胎妊娠、羊水过多、纵隔子宫、双角子宫等；

（5）胎盘因素，如前置胎盘、胎盘早剥等；

（6）宫颈内口松弛。

2. 高危人群

（1）有晚期流产、早产史者：有早产史的孕妇早产再发作风险是一般孕妇的 2.5 倍，前次早产越早，再次早产的风险越高。如果早产后有过足月分娩，再次单胎妊娠者不属高危人群。

（2）有宫颈手术者：宫颈锥切、LEEP 刀治疗、反复人工流产扩张宫颈、子宫畸形等与早产有关。

（3）孕妇年龄过小或过大者：孕妇<17 岁或>35 岁。

（4）妊娠间隔过短：妊娠间隔控制在 18～23 个月，早产风险相对较低。

（5）过度消瘦：体质量指数 < 19kg/m^2，或孕前体重 <50kg，营养状况差，易发生早产。

（6）多胎妊娠、胎儿异常、羊水过多/过少者。

（7）接受辅助生殖技术后妊娠。

（8）有妊娠并发症、合并症者：如并发重度子痫前期，合并或并发糖尿病、甲状腺疾患、哮喘、生殖系统发育异常等。

（9）有烟酒嗜好或吸毒的孕妇。

（10）妊娠中期宫颈缩短的孕妇。

【临床表现】

早产的主要临床表现是子宫收缩，最初为不规律宫缩，并常伴有少许阴道流血或血性分泌物，以后可发展为规律宫缩，与足月产相似。胎膜早破的发生较足月产多。宫颈管先逐渐缩短、消退，然后扩张。早产分为两个阶段：先兆早产和早产。

1. 早产临产　凡妊娠满 28 周~小于 37 周，出现规律宫缩（指每 20 分钟 4 次或每 60 分钟内 8 次）同时宫颈管进行性缩短（宫颈缩短≥80%），伴有宫口扩张。

2. 先兆早产　凡妊娠满 28 周~小于 37 周，孕妇虽有上述规律宫缩，但宫颈尚未扩张，而经阴道超声测量宫颈长度≤20mm。

【检查指导】

1. B 型超声检查

（1）目的：确定胎儿大小，核实孕周，了解胎盘成熟度及羊水量等。

（2）注意事项详见第一章产科健康教育总论第一节自然分娩妊娠期检查指导中同项目。

2. 妇科检查

（1）目的：检查宫颈扩张情况、有无胎膜早破等。

（2）注意事项：

1）检查前需排空膀胱。

2）检查时仰卧于检查床上，双腿分开，尽量放松身体，配合医生检查。

3. 胎儿纤维连接蛋白（fetal fibronectin，fFN）检测

（1）目的：用棉拭子取阴道后穹窿分泌物，预测早产，敏感性可达 93%，特异性 82%。

（2）注意事项：检查前排空膀胱；检查时仰卧于检查床上，双腿分开；检查过程中尽量放松，勿随意移动身体，配合检查。

【专科指导】

1. 卧床休息　宫颈有改变时，需卧床休息；早产临产需绝对卧床休息。

2. 饮食　进食高蛋白、高维生素、易消化食物为宜。进食粗纤维食物，防止便秘。

3. 皮肤　保持皮肤清洁，穿宽松柔软衣物并保持床单位清洁，保持口腔、会阴及肛周清洁，每日温水清洁会阴。

4. 每天低流量吸氧 2~3 次，每次 30 分钟。

5. 如出现阴道出血、阴道流液、腹痛等及时通知医务人员。

6. 胎膜早破时应抬高臀部，保持会阴部清洁，预防感染。

7. 自我监测胎动情况，每天早、中、晚固定三个时间，各数 1 次胎动，每次进行 1 个小时。把 3 次胎动数相加乘以 4，就是 12 小时胎动数。正常 12 小时胎动数 30 次左右，若下降至 20 次以下，或每小时小于 3 次，应立即到医院检查或报告医生。

8. 产褥期及母乳喂养相关指导，详见第一章产科健康教育总论第一节自然分娩产褥期、第三节母乳喂养相关内容。

【用药指导】

1. 硫酸镁

（1）目的：抑制宫缩，起到保胎作用。

（2）方法：静脉输液。

（3）不良反应：静脉注射硫酸镁常引起潮热、出汗、口干等症状。严重时，可引起恶心、呕吐、心慌、头晕，减慢速度时，症状可消失。

（4）注意事项：因硫酸镁治疗量与中毒量接近，输液时宜慢滴，因此输液时勿自行调节输液速度；有不良反应及时通知医务人员。

2. 利托君注射液

（1）目的：抑制宫缩，松弛肌肉，预防早产。

（2）方法：静脉输液。

（3）不良反应：偶有恶心、呕吐和皮疹、瘙痒等过敏症状。

（4）注意事项：如感觉心慌、或其他不良反应及时通知医务人员。

【出院指导】

1. 饮食　进食高蛋白、高维生素、易消化食物为宜。进食粗纤维食物，防止便秘。摄入新鲜的水果蔬菜，增加膳食纤维，防止便秘。补充足够的钙镁锌。牛奶及奶制品含丰富而易吸收的钙质，是补钙的良好食物。

2. 休息与活动　生活作息规律，保证充足睡眠。注意保持室内空气流通。每日开窗通风 30 分钟。出院后适当运动，必要时卧床休息，床上翻身，避免压疮及下肢深静脉血栓。

3. 保胎成功患者按时产前检查，如腹痛、腹紧、阴道出血、阴道流水等不适，及时就诊。

（程海丹）

第四节　妊娠期高血压疾病

【概述】

妊娠高血压疾病（hypertensive disorders in pregnancy）包括妊娠期高血压、子痫前期、子痫、慢性高血压并发子痫前期以及妊娠合并慢性高血压，其中妊娠高血压、子痫前期、子痫是妊娠期特有疾病。本病多发生于妊娠 20 周以后，以高血压、蛋白尿为主要特征，可伴全身多器官功能损害或功能衰竭；严重者可出现抽搐、昏迷、甚至死亡。该病严重威胁母婴健康。

我国妊娠期高血压疾病发病率为 9.4% ~ 10.4%，国外报道为7% ~ 12%。

1. 高危因素

（1）寒冷或气温变化过大，特别是气压升高时。

（2）精神过度紧张或外界刺激使中枢神经系统功能紊乱。

（3）初产妇、年轻孕产妇（年龄≤20岁）或高龄孕产妇（年龄≥35岁）。

（4）有慢性高血压、慢性肾炎、糖尿病、抗磷脂抗体综合征等。

（5）营养不良，如贫血、低蛋白血症或低社会经济状况；肥胖或 BMI>24。

（6）羊水过多、多胎妊娠、糖尿病巨大儿或葡萄胎。

（7）家族中有高血压或妊娠期高血压疾病病史。

2. 病因学说

（1）母体免疫系统失衡：胚胎是一种半同种异体移植物，妊娠成功有赖于胎儿-母体间的免疫平衡。如果平衡一旦失调，可导致机体发生排斥反应。

（2）胎盘形成不良，主要为绒毛滋养细胞侵蚀不良。

（3）氧化应激：胎盘缺血、缺氧后释放的炎性因子等可导致氧化应激和血管内皮细胞受损。

（4）营养缺乏：据流行病学调查，妊娠期高血压疾病的发生可能与钙缺乏有关。

（5）其他因素如胰岛素抵抗、遗传等因素。

【临床表现】

高血压、水肿、蛋白尿为妊娠期高血压疾病的三大临床表现，可出现蛋白尿。病情严重者可有头痛、头晕、视物不清、抽搐等以及其他全身各器官系统病变。

【检查指导】

1. 实验室检查

（1）目的

1）根据尿液镜检出现管型情况，判断肾功能受损情况。

2）了解血液浓缩程度，了解有无凝血功能障碍。

（2）注意事项：详见第一章产科健康教育总论第一节自然分娩妊娠期中检查指导。

2. 24小时尿蛋白定量

（1）目的：用于诊断妊娠期高血压疾病分期，确定疾病的严重程度。

（2）注意事项：早上第一次的小便排干净后，记录第一次小便的时间。从第二次的小便开始留尿，直至第二天与前一天记录的相同时间，为24个小时。把这24个小时内留取的所有小便，都放到一个容器里，混合均匀，记录总量，然后从中间抽取5ml送检。

3. 眼底检查

（1）目的：通过对眼底小动脉检查来评估体内主要器官的小动脉痉挛程度，反映出该病的严重程度。

（2）注意事项：检查时坐稳，双眼直视前方。

4. 心电图、B超、胎心电子监护详见第一章产科健康教育总论第一节自然分娩妊娠期中检查指导。

【专科指导】

1. 病室安静，光线较暗，避免声光刺激。减少探视人数，保证充足睡眠。

2. 卧床休息为主，左侧卧位为宜，避免平卧，适量活动。使用冬眠合剂或血压较高不稳定者减少下床活动。

3. 饮食 摄取富含蛋白质、高维生素食物，如奶、蛋、水产品、动物肝脏等。每天摄入足够的水和高纤维的食物，如蔬菜、水果等，可有效防止因卧床休息、活动少造成的便秘。全身水肿者，应限制盐的摄入。

4. 自我观察 出现头晕、头痛、目眩、视物模糊等症状及时告知医护人员。

5. 严格记录饮食量、饮水量及尿量。

6. 产后使用冬眠合剂或血压较高不稳定者，暂缓母乳喂养，根据病情在医务人员指导下进行母乳喂养。

7. 产后关注阴道出血情况，保留会阴垫，如有阴道出血大于月经量时及时通知医护人员。

【用药指导】

1. 硫酸镁

（1）目的：缓解肌肉痉挛，预防子痫和控制子痫发作。

（2）方法：静脉输液。

（3）不良反应：静脉注射硫酸镁常引起潮热、出汗、口干等症状。严重时，可引起恶心、呕吐、心慌、头晕，减慢速度时，症状可消失。

（4）注意事项：因硫酸镁治疗量与中毒量接近，输液时宜慢滴，因此输液时勿自行调节输液速度；如果尿量较之前明显减少，或自觉胸闷憋气及时通知医护人员。

2. 肼屈嗪

（1）目的：治疗高血压。

（2）方法：静脉滴注，口服。

（3）不良反应：常见有头痛，心率加快、潮热等。

（4）注意事项：如有不良反应，特别是心脏病的患者要及时告知医务人员。

3. 地西泮和冬眠合剂

（1）目的：镇静和抗惊厥。

（2）方法：肌内注射。

（3）不良反应：常见的有嗜睡、头昏、乏力等；罕见的有皮疹、白细胞减少。

（4）注意事项：尽量卧床休息，减少活动，家人不要离开，以防产妇受伤；产褥期使用时暂缓哺乳。

4. 硝普钠

（1）目的：通过扩张血管使周围血管阻力减低，达到降压作用。

（2）方法：静脉输液。

（3）不良反应：可能有头晕、头胀痛、头部跳动感、面红、心悸，偶有血压下降。短期应用适量，不致发生不良反应。

（4）注意事项：有不良反应及时通知医务人员。

【出院指导】

1. 产后出院指导　详见第一章产科健康教育总论第一节自然分娩产褥期中出院指导。

2. 妊娠高血压患者以后患高血压病的概率较普通产妇高，要继续关注血压情况，必要时内科就诊。

（张　波）

第五节　前置胎盘

【概述】

妊娠时，胎盘正常附着于子宫体部的前壁、后壁或侧壁。孕 28 周后胎盘附着于子宫下段，甚至胎盘下缘达到或覆盖宫颈内口处，其位置低于胎儿先露部，称为前置胎盘（placenta previa）。前置胎盘可致妊娠晚期大量出血而危及母儿生命，是妊娠期的严重并发症之一。

临床上将前置胎盘分为 3 类：完全性前置胎盘（complete placenta previa）或称为中央性前置胎盘（central placenta previa），胎盘组织覆盖整个宫颈内口；部分性前置胎盘（partial placenta previa），胎盘组织覆盖部分宫颈内口；边缘性前置胎盘（marginal placenta previa），胎盘下缘附着于子宫下段，但未覆盖宫颈内口。

【临床表现】

1. 出血 妊娠晚期或临产时，突发性无诱因、无痛性阴道流血是前置胎盘的典型症状。出血时间、出血频率、出血量多少与前置胎盘类型有关。完全性前置胎盘初次出血时间较早，多发生在妊娠 28 周左右，出血频繁，出血量较多；边缘性前置胎盘初次出血时间较晚，往往发生在妊娠末期或临产后，出血量较少；部分性前置胎盘的初次出血时间及出血量介于以上两者之间。部分性及边缘性前置胎盘产妇胎膜破裂后，若胎先露部很快下降，压迫胎盘可使出血减少或停止。

2. 贫血 反复出血可致产妇贫血，其程度与阴道流血量及流血持续时间成正比。

3. 胎位异常 常见胎头高浮，约 1/3 产妇出现胎位异常，其中以臀先露为多见。

【检查指导】

1. 项目 B 型超声。

2. 目的 观察胎盘位置。

3. 注意事项 详见第一章产科健康教育总论第一节自然分娩妊娠期中检查指导。

【专科指导】

1. 详见第一章产科健康教育总论第一节自然分娩妊娠期、产褥期中专科指导。

2. 妊娠期卧床休息，选取左侧卧位；间断吸氧，以提高胎儿血氧供应；避免腹部、会阴部刺激，以减少出现机会。

3. 多食高蛋白及含铁丰富的食物，如动物肝脏、绿叶蔬菜及豆类等，有助于纠正贫血，促进胎儿发育。

4. 及时更换卫生垫，保持会阴部清洁干燥。

5. 有阴道出血及时通知医务人员。

【用药指导】

1. 硫酸镁

（1）目的：抑制宫缩，起到保胎作用。

（2）方法、不良反应及注意事项详见第二章妊娠期并发症第三节早产中相同药物用药指导。

2. 苯巴比妥

（1）目的：对中枢产生抑制作用，镇静安胎。

（2）方法：肌内注射。

（3）不良反应：常有倦睡、眩晕、头痛、乏力、精神不振等延续效应。偶见皮疹、剥脱性皮炎、中毒性肝炎、黄疸等。

（4）注意事项：下床时有人搀扶，防止跌倒。

3. 补血中成药：益气维血胶囊、生血丸等。

（1）目的：纠正贫血。

（2）方法：口服。

（3）不良反应：偶见恶心呕吐，腹泻，便秘，可自行缓解或停药后症状消失。

（4）注意事项：感冒者不宜服用，忌与浓茶同服。

【出院指导】

1. 避免多次刮宫、引产或宫内感染，防止多产，减少子宫内膜损伤或子宫内膜炎。

2. 避免吸烟、酗酒等不良行为。

3. 若阴道出血量大于月经量及时就医。

（张　波）

第六节　胎盘早期剥离

【概述】

胎盘早期剥离（placental abruption）是指妊娠 20 周后或分娩期，正常位置的胎盘于胎儿娩出前，全部或部分从子宫壁剥离，是晚期妊娠严重的并发症之一。其病因尚不明确，可能与孕妇血管病变、宫腔内压力逐减、机械性因素、子宫静脉压突然升高等因素有关。

【临床表现】

腹痛及阴道出血是胎盘早期剥离的主要症状。

【检查指导】

1. 实验室检查

（1）目的：了解贫血程度及凝血功能。

（2）注意事项：详见第一章产科健康教育总论第一节自然分娩妊娠期中检查指导。

2. B 型超声

（1）目的：了解胎盘位置、与子宫壁的关系，明确诊断。

（2）注意事项：详见第一章产科健康教育总论第一节自然分娩妊娠期中检查指导。

【专科指导】

1. 预防

（1）加强产前检查，及时发现高危因素，积极配合治疗妊娠期合并症，如高血压、肾病等。

（2）妊娠期避免腹部受撞击、挤压。

（3）妊娠晚期或临产后避免长时间仰卧位，以免发生仰卧低血压综合征。

（4）避免吸烟、吸毒等不良嗜好，保证均衡营养。

2. 绝对卧床休息，选取左侧卧位，吸氧。

3. 胎盘早剥一旦发生可危及母儿生命，要做好终止妊娠的准备。需急诊手术者应禁食禁水。

4. 有阴道出血时及时通知医护人员。

5. 无需哺乳的产妇退奶，尽早服大剂量雌激素，紧束双乳，少进汤类食物。

【用药指导】

纤维蛋白原

（1）目的：治疗因纤维蛋白原缺乏而造成的凝血障碍。

（2）方法：遵医嘱静脉输液。

（3）不良反应：一般无不良反应，少数过敏体质者可有过敏反应。

（4）注意事项：输注过程中有不适感觉及时通知医务人员。

【出院指导】

1. 饮食　进食富含蛋白质、维生素、微量元素的食物及新鲜蔬菜和水果，特别是含铁丰富的食物，如瘦肉、猪肝、大枣等，有利于纠正贫血，避免生冷、辛辣食物。

2. 产褥期保持会阴清洁，防止感染。

3. 坚持母乳喂养，哺乳可促进子宫收缩，预防产后出血。

4. 妊娠结局不良者继续退奶措施。下次妊娠时，尽早行产前检查。

5. 其余详见第一章产科健康教育总论第一节自然分娩中产褥期、第二节剖宫产术中出院指导。

（张　波）

第三章

妊娠合并症健康教育

第一节　妊娠合并心脏病

【概述】

妊娠合并心脏病是严重的妊娠合并症，是导致孕产妇死亡的重要原因之一，在我国孕产妇死因顺位中高居第二位。风湿性心脏病是最常见的心脏病，此外还包括妊娠高血压性心脏病、围生期心肌病和心肌炎等。

心脏病不影响受孕，对心脏病变较轻、心功能Ⅰ～Ⅱ级，大部分能顺利度过妊娠期，安全地分娩。但若不宜妊娠者一旦受孕或妊娠后有心功能不良者，则可因缺氧导致流产、早产、死胎、胎儿发育迟缓和胎儿宫内窘迫的发生率大为增加。

妊娠32～34周、分娩期及产褥期的最初3天内，因心脏负担加重，是有心脏病孕妇最危险的时期，极易发生心力衰竭，应倍加注意。

【临床表现】

1. 心功能分级：衡量心脏病患者的心功能状态。

Ⅰ级：进行一般体力活动不受限制。

Ⅱ级：进行一般体力活动稍受限制，活动后心悸、轻度气短，休息时无症状。

Ⅲ级：一般体力活动显著受限制，休息时无不适，轻微日常活动即感不适、心悸、呼吸困难，或既往有心力衰竭史。

Ⅳ级：不能进行任何体力活动，休息时仍有心悸、呼吸困难等心力衰竭表现。

2. 早期心力衰竭的临床表现

（1）轻微活动后即出现胸闷、心悸、气短。

（2）休息时心率每分钟超过 110 次，呼吸每分钟超过 20 次。

（3）夜间常因胸闷而需坐起呼吸或到窗口呼吸新鲜空气。

3. 左心力衰竭症状

（1）呼吸困难：劳力性呼吸困难，夜间阵发性呼吸困难，端坐呼吸。

（2）咳嗽，咳痰，咯血。

（3）乏力，疲倦心慌，头晕。

（4）少尿。

4. 右心力衰竭症状　腹胀、食欲缺乏、上腹部胀痛、恶心、呕吐等；劳力性呼吸困难。

【检查指导】

1. 实验室检查

（1）目的：通过观察血液细胞数量变化及形态分布，判断病情。观察有无贫血、细菌、病毒感染等。

（2）注意事项：详见第一章产科健康教育总论第一节自然分娩妊娠期中检查指导。

2. 胸部 X 线检查

（1）目的：观察心脏心界形态，心腔、心界有无扩大，诊断有无肺淤血。

（2）注意事项：勿穿戴任何有金属物的内衣（如胸罩），检查时去除钱包（硬币、磁卡）、手链、手机、手表、钥匙、义齿、义眼等随身携带的各种含金属物品。

3. 心电图

（1）目的：提示各种心律失常，如心房颤动、房室传导阻滞、ST 段改变、T 波异常等。

（2）注意事项：详见第一章产科健康教育总论第一节自然分娩妊娠期中检查指导。

4. 动态心电监测

（1）目的：可长时间连续记录并编辑分析心脏在活动和安静状态下心电图变化，又称 Holter 监测。动态心电图能够记录全部的异常电波，能检出各类心律失常患者在 24 小时内各种状态下所出现的有或无症状性心肌缺血，为多种心脏病的诊断提供精确可靠的依据。

（2）注意事项：

1）佩戴记录仪后，日常起居应与佩戴前一样，受检者应做适量运动。

2）皮肤宜干燥不宜潮湿。电极贴在前胸皮肤上经导线与记录仪相连，如果皮肤潮湿电极与皮肤的接触就不好，甚至造成电极脱落。因此检查日不能洗澡、避免出汗。

5. 超声心动图

（1）目的：明确心脏结构及各瓣膜有无异常；评价心脏功能状态；检测心内及大血管血流有无异常。

（2）注意事项：衣服应宽大，舒适，且容易穿脱。配合医生摆好体位。检查过程中可能会因为探头加压而感觉到胸前压迫感，应忍耐。

【专科指导】

1. 备孕期　根据心脏病的类型、病变程度、心脏功能状态及是否手术矫正等情况，在心脏专科医生及产科医生的指导下决定是否适宜妊娠。不宜妊娠者应采取有效措施严格避孕。允许妊娠者一定要从孕早期开始，定期进行产前检查。在心力衰竭易发的三段时期（妊娠 32~34 周、分娩期及产后 3 日内）

须重点监护。

2. 妊娠期指导

（1）定期产检：妊娠合并心脏病产妇孕 20 周前每两周查一次，孕 20 后每一周查一次，并根据需要增加产检次数。心功能Ⅲ级或Ⅲ级以上，应住院治疗。心功能良好者亦应于预产期前 2 周住院待产。以保证孕妇休息，便于观察。

（2）饮食指导：进食高蛋白、低脂肪（尤其限制动物脂肪过量摄入）、富含维生素和矿物质的饮食，限制食盐的摄入量，孕 16 周后，每日食盐不超过 4~5g。以减少水钠潴留，防止妊娠期体重异常增加。进食不宜过饱，少量多餐，多吃蔬菜及水果以防便秘加重心脏负担。整个孕期体重增加不宜超过 10kg。

（3）休息与活动：安排好工作与生活，保证充分恰当的休息，避免情绪波动。保证休息和睡眠，日间餐后休息 30 分钟~1 小时，夜间保证有 10 小时的睡眠，休息时保持左侧卧位和半卧位，防止子宫右旋，减轻对心脏的负担。限制体力劳动，适当减少活动量。心功能Ⅲ级以上者要以卧床为主，尽可能采用半卧位或半坐位，以舒适为标准。

（4）加强母胎监测

1）每日或隔日测尿蛋白和称体重。观察有无水肿加重或范围扩大，有气急和心跳加快等异常情况出现时告知医务人员。

2）自我监测，正确数胎动，方法详见第一章产科健康教育总论第一节自然分娩妊娠期专科指导相关内容。

（5）心力衰竭的预防

1）在充分休息及科学营养的前提下，积极治疗诱发心力衰竭发生的各种因素，如贫血、心律失常、妊娠期高血压疾病、各种感染，避免感冒。

2）卧床时注意会阴及皮肤清洁，家属应协助翻身叩背排痰，预防呼吸道感染。

3）风湿性心脏病患者卧床期间要经常变化体位，活动双下肢，防止下肢深静脉血栓形成。

4）有心力衰竭症状时及时告知医务人员。

3. 分娩期指导　心功能Ⅰ～Ⅱ级的孕妇，胎儿不大、胎位正常宫颈条件良好者，可考虑在严密监护下经阴道分娩。

（1）分娩期一般健康教育详见第一章产科健康教育总论第一节自然分娩分娩期。

（2）第一产程：左侧卧位15°，上半身抬高30°，鼻导管吸氧，防止仰卧位低血压综合征发生。必要时可行分娩镇痛减轻疼痛，减少体力及精力消耗。

（3）第二产程：避免屏气增加腹压；为缩短第二产程，减少体力消耗，医生会行会阴侧切或产钳助产术，应配合。

（4）第三产程：为预防产后出血，胎儿娩出后，立即于产妇的腹部放置沙袋，持续24小时，勿自行拿下，以防腹压骤降诱发心力衰竭；分娩后在产房观察4小时无异常者送产后病房母婴同室休息。

4. 产褥期指导

（1）阴道分娩者、剖宫产者分别详见第一章产科健康教育总论第一节自然分娩产褥期健康教育、第二节剖宫产术围术期指导术后注意事项。

（2）休息：产后24小时内绝对卧床休息，产后3天内，尤其仍是发生心力衰竭的危险时期，须保证充分睡眠及休息。

（3）活动：心功能Ⅰ级者避免重体力劳动；心功能Ⅱ级者限制体力活动；心功能Ⅲ级者严格限制体力活动，以卧床休息为主；心功能Ⅳ级者绝对卧床休息，取半卧位或头低脚高位。

（4）预防便秘：饮食清淡，多食水果、新鲜蔬菜，必要时可用开塞露等缓泻剂。

（5）预防感染：注意外阴清洁，勤换卫生巾；注意保暖。

（6）母乳喂养：心功能Ⅰ～Ⅱ级的产妇可以哺乳，但应避免劳累。心功能Ⅲ级或以上不宜哺乳，故应回奶。可以按医嘱口服回奶药。

【用药指导】

1. 抗生素

（1）目的：预防、控制感染。

（2）方法：静脉输液。

（3）不良反应：少数情况下发生过敏反应；毒性反应。

（4）注意事项：输液时如有不适，如胸闷、恶心、皮疹等，及时告知医护人员。

2. 地高辛

（1）目的：用于急性心功能衰竭。

（2）方法：0.25g 口服，每日 2 次。

（3）不良反应：

1）常见不良反应：促心律失常作用，最常见者为室性早搏；胃纳不佳或恶心、呕吐（刺激延髓中枢）、下腹痛、异常的无力、软弱等。

2）少见不良反应：视力模糊或"色视"，如黄视、绿视、腹泻。

（4）注意事项：感到心慌憋气及时告知医务人员；药物可通过血液循环进入乳汁，因此服药期间应避免哺乳。

3. 溴隐亭

（1）目的：抑制泌乳，抑制乳腺充血、肿胀。

（2）方法：2.5mg 口服，每日两次。

（3）不良反应：恶心、呕吐，极少数病例出现眩晕及低血压现象。大剂量可出现便秘、嗜睡。

（4）注意事项：在就餐时服用。注意监测血压。

【出院指导】

1. 保持充足的营养和睡眠，每天睡眠时间最好能达到 8~10 小时。避免劳累、情绪激动引起心脏负担加重。

2. 在心脏功能允许的情况下，早期下床适度活动，避免下肢静脉血栓形成。

3. 如出现呼吸、心率异常（心慌气短），发绀、水肿、活动受限等症状时应及时就医。

4. 预防感染，尤其是上呼吸道感染，尽量少到人多、拥挤的场所，避免接触传染源。

5. 产褥期禁止盆浴、禁止性生活。

6. 注意严格避孕。不宜再妊娠的患者，如心功能良好，应在产后 1 周做绝育术；如有心力衰竭，在心衰控制后行绝育术。未做绝育术者要严格避孕。

7. 产后 42 天产科复查，之后定期在心内科随诊。

第二节　妊娠合并糖尿病

【概述】

妊娠期间的糖尿病有两种情况，妊娠合并糖尿病包括孕前糖尿病和妊娠期糖尿病，其中后者占 80% 以上。妊娠期糖尿病（gestational diabetes mellitus，GDM）是指在妊娠期间首次发生或出现的糖耐量异常，多发生在妊娠中晚期，是围产期常见的并发症。我国发生率为 1%~5%，近些年有明显增高趋势，大量研究表明约有 20%~50% 的产妇远期可发展为糖尿病。GDM 临床经过复杂，可对母体和胎儿产生近期和远期的不良影响，应引起足够的重视与关注。

1. 高危因素

（1）糖尿病家族史、患病史或妊娠糖尿病史。

（2）不明原因的反复流产、死胎、死产、巨大儿、畸形儿、新生儿死亡等分娩史。

（3）本次妊娠反复尿糖阳性。

（4）年龄大于 30 岁的高龄患者。

（5）肥胖，妊娠前体重超过标准体重的 20%，或妊娠前及早孕期过度补充营养，体重过高过快增长，孕期体重超过 90kg。

2. 对母儿影响　GDM 患者易发生妊娠高血压性疾病、胎盘早剥、自然流产、早产、感染、羊水过多等；对胎儿方面易出现巨大儿、先天畸形、胎儿窘迫、死胎等；同时 GDM 患者及新生儿远期罹患 2 型糖尿病的几率明显增加。

【临床表现】

大多数孕早期及中期都无明显的症状和体征，妊娠期有三多症状（多饮、多食、多尿），或外阴、阴道假丝酵母菌感染反复发作。

【检查指导】

1. 尿常规

（1）目的：监测尿糖、尿酮体。尿糖阳性应进一步进行空腹血糖检查及糖尿病筛查试验以排除生理性糖尿。尿酮体有助于及时发现孕妇碳水化合物或能量摄取的不足，也是早期糖尿病酮症酸中毒的一项敏感指标。

（2）注意事项：

1）留尿时应留取中段尿，任何时间排出尿都可以做常规化验。

2）检查所留尿液应尽快送实验室检查，因为时间过长会有葡萄糖被细菌分解、管型破坏、细胞溶解等问题出现，影响检查结果的准确性。

3）尿标本必须清洁，勿混进白带。

4）留取尿液不少于 10ml。

2. 空腹血糖

（1）目的：监测空腹血糖。

（2）注意事项：要保证从前一日晚餐后至次日清晨做检查时空腹 8～10 小时。

3. 75g 口服葡萄糖耐量试验（OGTT）

（1）目的：诊断 GDM。口服含 75g 葡萄糖的液体 300ml，服糖前及服糖后 1 小时、2 小时 3 项血糖值应分别低于 5.1mmol/L、10.0mmol/L、8.5mmol/L，任何一项血糖值达到或超过上述标准即诊断为 GDM。

（2）注意事项：检查前禁食至少 8 小时，试验前连续 3 天正常饮食；检查期间静坐、禁烟。检查时，5 分钟内服完含 75g 葡萄糖的液体 300ml；服糖后准时抽取静脉血（从开始饮用葡萄糖水计算时间）。

【专科指导】

（一）妊娠期

1. 饮食指导　饮食控制是诊断 GDM 之后采取的第一步骤，理想的饮食应该是既能提供维持妊娠的热量和营养，又不引起餐后血糖过高，大多数 GDM 患者经过饮食治疗和适当运动后血糖能够达标。

（1）GDM 患者的饮食热量分布为：脂肪减至总热量的 25%～30%，限制碳水化合物在 50%～60%，蛋白质摄入量占总能量的 15%～20% 为宜，提高膳食中可溶性纤维含量，每日摄入量 25～30g；建议妊娠期有计划地增加富含维生素 B6、钙、钾、铁、锌、铜的食物，如瘦肉、家禽、鱼、虾、奶制品、新鲜水果和蔬菜等；适当限制食盐的摄入。

（2）少量多餐、定时定量进餐对血糖控制非常重要，有助于防止餐前过度饥饿。不同餐次也应做好热量分配（表 3-1）。

表 3-1　各餐次提供的能量比例

餐次	能量（%）
早餐	10~15
上午加餐	5~10
午餐	20~30
下午加餐	5~10
晚餐	20~30
睡前加餐	5~10

（3）食物交换份：是糖尿病饮食管理中一个很重要的概念。目前国际上通用的糖尿病饮食控制方法是将食物按照来源、性质分成几大类。同类食物在一定重量内，所含的蛋白质、脂肪、碳水化合物和能量相似，不同类食物间所提供的能量大致相等，约90kcal，同类食物可以任意互换。以某天膳食举例，见表3-2：

表 3-2　一天不同餐次热量分配

餐次	食物种类及质量
早餐（17%）	牛奶250ml，咸面包35g，鸡蛋50g，白菜心40g
上午加（6%）	苹果100g，饼干15g
午餐（30%）	面粉75g，虾仁35g，黄瓜150g，西芹50g，银耳5g，紫菜汤1碗，圣女果50g，油13ml
下午加（8%）	牛奶160g，饼干15g
晚餐（30%）	大米75g，瘦肉50g，蒜苗150g，苦瓜100g，猕猴桃50g，油13ml
睡前加（9%）	酸奶100g，苏打饼干25g

总能量共计1804kcal，其中蛋白质72g（16%），脂肪52g（26%），碳水化合物262g（59%）。

（4）合理控制体重增长：孕前正常体重孕妇单胎妊娠体重增长建议：早孕期增长 0.5~2kg，中、晚每周增长 0.36~0.45kg，整个孕期增重 11.4~15.9kg。孕期。总体来说，孕前越胖的孕妇，孕期体重增重应越少。

2. 运动指导

（1）运动方法：选择一种低至中等强度的有氧运动（又称耐力运动），主要指由机体大肌肉群参加的持续性运动。步行是常用的简单有氧运动。

（2）运动的时间：可自 10 分钟开始，逐步延长至 30 分钟，其中可穿插必要的间歇，建议餐后运动。

（3）运动的频率：适宜的频率为 3~4 次/周。

（4）运动注意事项：

1）在医务人员的指导下选择合适的运动方法，并合理安排运动时间及频率。

2）禁忌证：1 型糖尿病合并妊娠、心脏病、视网膜病变、多胎妊娠、宫颈机能不全、先兆早产或流产、胎儿生长受限、前置胎盘、妊娠期高血压疾病等。

3）防止低血糖反应和延迟性低血糖：进食 30 分钟后再运动，每次运动时间控制在 30~40 分钟，运动后休息 30 分钟。血糖水平<3.3mmol/L 或>13.9mmol/L 者停止运动。运动时应随身携带饼干或糖果，有低血糖征兆时可及时食用。

4）运动期间出现以下情况应及时就医：腹痛、阴道流血或流水、憋气、头晕眼花、严重头痛、胸痛、肌无力等。

5）避免清晨空腹未注射胰岛素之前进行运动。

3. 血糖监测

（1）血糖监测方法：采用微量血糖仪自行测定毛细血管全血血糖水平。新诊断的高血糖孕妇血糖控制不良或不稳定者以及妊娠期应用胰岛素治疗者，应每日监测血糖 7 次，包括三餐前 30 分钟、三餐后 2 小时和夜间血糖；血糖控制稳定者，每周应至少行血糖轮廓试验 1 次，根据血糖监测结果及时调整胰岛素用量；不需要胰岛素治疗的 GDM 孕妇，在随诊时每周至少监测一次全天血糖，包括末梢空腹血糖及三餐后 2 小时末梢血糖共 4 次。

（2）妊娠期血糖控制目标：GDM 患者妊娠期血糖应控制在餐前及餐后 2 小时血糖值分别 ≤5.3mmol/L、6.7mmol/L（92、120mg/dl）；夜间血糖不低于 3.3mmol/L；妊娠期糖化血红蛋白宜≤5.5%。

4. 孕期并发症监测

（1）妊娠期高血压疾病：每次妊娠检查时应遵医嘱测血压及尿蛋白。

（2）糖尿病酮症酸中毒：妊娠期出现不明原因的恶心、呕吐、乏力头痛甚至昏迷者，及时告知医生。

（3）感染：注意有无白带增多、外阴瘙痒、尿急尿频、尿痛等表现，产检时及时告知医生。

5. 胎儿监测

（1）胎动计数：32 周后常规监测，三餐后半小时开始数胎动，数 1 小时，相加乘以 4 算出 12 小时胎动数，12 小时胎动数应大于 30 次为正常。若与平时比较，胎动过多或过少，均应来院就诊。

（2）胎心监护：妊娠 32 周起，每周行 1 次胎心监护，了解胎儿宫内储备情况，可用家庭式胎心监护仪进行自我监测。

（二）分娩期

1. 阴道试产者、剖宫产者分别详见第一章产科健康教育总论第一节自然分娩分娩期及第二节剖宫产术。

2. 饮食　产程中体力消耗大而进食少，易出现低血糖。临产后仍采取糖尿病饮食，严格限制碳水化合物和糖类的摄入。产程中可正常进食，若因子宫收缩疼痛剧烈影响进食，可少量多次进食易消化食物，注意补充水分，为分娩提供能量支持，保证精力充沛。

3. 活动　日间可多下床活动，有利于宫口扩张及先露下降。夜间在宫缩间歇期入睡，以保持体力。

4. 卫生　多汗、外阴分泌物及羊水外溢等原因容易引起感染，应保持会阴部位清洁与卫生。

5. 预防并发症

（1）低血糖：有心动过速、盗汗、面色苍白、饥饿感、恶心和呕吐等低血糖表现及时告知医务人员。

（2）酮症酸中毒：出现不明原因的恶心、呕吐、乏力、口渴、多饮、多尿，少数伴有腹痛；皮肤黏膜干燥、眼球下陷、呼气有酮臭味，及时告知医务人员。

（3）妊娠期糖尿病产妇巨大儿发生率高达 25%～40%，必要时医务人员会行会阴侧切及低位产钳助产术，应密切配合。

6. 新生儿护理

1）妊娠期糖尿病患者的新生儿由于抵抗力弱，肺发育较差，无论孕周、出生体重多少，均按高危儿处理，注意保暖和吸氧。

2）动态监测血糖变化：新生儿出生 30 分钟、1 小时、2 小时、4 小时后分别进行末梢血血糖测定，若新生儿持续哭闹、额头出现汗珠或血糖值低于 2.22mmol/L 等情况表示发生低血糖，应及时告知医务人员。

3）预防新生儿低血糖的发生：尽早母乳喂养，新生儿娩出 30 分钟后喂服 5%～10%葡萄糖水 10ml。

（三）产褥期

1. 详见第一章产科健康教育总论第一节自然分娩产褥期及第二节剖宫产术后注意事项。

2. 饮食　妊娠期无需胰岛素治疗的 GDM 产妇，产后可恢复正常饮食，但应避免高糖及高脂饮食。由于产褥期哺乳的需要，一般不主张减肥和低热量饮食治疗。多进食蔬菜、豆类，以及含有对哺乳期妇女适宜的营养素，如荞麦和玉米粉等含糖偏低的食品，补充维生素及钙、铁等微量元素。

3. 运动 运动有利于血糖的控制，对改善肥胖、维持体质量在正常范围具有重要作用，同时对产后子宫复旧、恶露的排出、盆底肌肉等器官康复起到促进恢复作用。选择舒缓有节奏、持续缓慢消耗的运动项目，如产后健身操、室内慢步、打太极拳等有氧运动。运动时间选择在餐后 1 小时进行，持续 20~30 分钟，每日 2 次，每周 3~5 天为宜，以个体耐受为度。同时备好糖果、饼干等食品，以避免发生低血糖。

4. 防感染 妊娠期糖尿病的产妇自身杀菌能力和吞噬白细胞能力较之健康产妇有所降低，加之产中对阴道多次破坏，尿中又多糖，产后极易产生泌尿系统和生殖系统感染。

（1）保持伤口干燥清洁；若有发烧、头晕等症状及时通知医务人员。

（2）每天用温开水清洗会阴，大小便后要保持会阴清洁，勤换卫生巾和内裤，一个月内禁止盆浴。

（3）新生儿由于受母体血糖及胰岛素的影响，妊娠期糖尿病产妇的新生儿出生后较正常新生儿更易出现多种并发症：①低血糖：表现为面色苍白、烦躁、多汗，重者淡漠、反应低下、嗜睡、肌张力降低、呼吸困难等，应加强母乳喂养，每日沐浴时测体重变化，必要时遵医嘱给予人工代奶；②黄疸：注意患儿皮肤颜色、精神状态、食欲、肌张力、大小便等；③新生儿呼吸窘迫综合征：多发生于生后 6 小时内，表现为皮肤发绀、呼吸困难进行性加重，呻吟样呼吸，严重时三凹征阳性。应注意观察面色、呼吸等情况；④低血钙：表现为手足抽搐、震颤、惊厥。新生儿出现以上症状时及时告知医务人员或来院就诊。

【用药指导】

胰岛素

1. 目的　控制血糖。

2. 胰岛素笔使用方法　洗手→核对胰岛素类型和剂量→安装笔芯→安装针头→检查注射部位及消毒→捏皮、进针（4mm 和 5mm 针头无须捏皮）→推注→针头置留至少 10 秒后拔出→旋上外针帽，取下针头→丢弃。

3. 不良反应　低血糖；长期注射时，注射部位出血硬结。

4. 注意事项

（1）预混胰岛素需充分混匀。

（2）根据胰岛素种类，确定注射时间。

（3）注射时间的选择：

1）速效胰岛素：餐前立即注射，代表药物：门冬胰岛素、赖脯胰岛素注射液；

2）短效胰岛素：餐前 15~30 分钟注射，代表药物：生物合成人胰岛素注射液 R、精蛋白锌重组人胰岛素混合注射液 R；

3）中效胰岛素：晚睡前或餐前 1 小时注射，代表药物：生物合成人胰岛素注射液 N、精蛋白锌重组人胰岛素混合注射液 N；

4）预混胰岛素：餐前立即注射，代表药物：门冬胰岛素30；餐前 15~30 分钟注射，代表药物：生物合成人胰岛素注射液 30R、精蛋白锌重组人胰岛素混合注射液 70/30。

（4）常用的胰岛素注射部位：上臂外侧、腹部、大腿外侧、臀部。每次注射，部位都应轮换，而不应在一个注射区多次注射，以避免因不同部位胰岛素吸收不同而造成的血糖波动。注射的轮换可按照以下原则：①选左右对称部位轮换注射，再换另外左右对称部位；如先选左、右上臂注射，再换左、右腹部；②注射部位的轮换要有规律，以免混淆。

（5）妊娠期后三个月应避免在脐周注射。

（6）如有剖宫产风险者，建议避免在腹部注射，可在侧腹部捏皮注射。

（7）妊娠期应用胰岛素者，一旦恢复正常饮食，应及时进行血糖自我监测，根据血糖水平遵医嘱调整剂量，所需胰岛素剂量一般较妊娠期明显减少。

（8）胰岛素应置于25℃以下环境中。

【出院指导】

1. 详见第一章产科健康教育总论第一节自然分娩产褥期、第二节剖宫产。

2. 坚持母乳喂养　产后母乳喂养可减少产妇胰岛素的应用，且子代发生糖尿病的风险下降。

3. 预防并发症　养成正确的饮食、运动习惯，合理控制体重，掌握自我血糖监测及胰岛素注射和保存的方法，使血糖维持在正常范围。

4. 定期复查　产后42天产科复查。产后应检查空腹血糖，空腹血糖正常者产后6~12周进行口服75g葡萄糖监测，便于进一步诊治，如产后正常也需要每3年复查血糖1次。

（程海丹）

第四章

分娩期并发症健康教育

第一节　胎膜早破

【概述】

在临产前胎膜破裂，称为胎膜早破（premature rupture of membranes，PROM）。妊娠满 37 周后的胎膜早破发生率为 10%，妊娠不满 37 周的胎膜早破发生率 2.0%~3.5%。孕周越小，围生儿预后越差，胎膜早破可引起早产、脐带脱垂及母儿感染。导致胎膜早破的因素很多，常是多因素所致，常见因素有：

1. 生殖道病原微生物上行性感染，引起胎膜炎，使胎膜局部张力下降而破裂。

2. 羊膜腔压力增高　常见于双胎妊娠、羊水过多及妊娠晚期性交。

3. 胎膜受力不均　头盆不称、胎位异常时胎先露与骨盆入口不能很好地衔接，前羊水囊所受压力不均，导致胎膜破裂。

4. 营养因素缺乏维生素 C、微量元素锌和铜，可使胎膜抗张力下降，易引起胎膜早破。

5. 宫颈内口松弛　常因手术创伤或先天性宫颈组织结构薄弱，使宫颈内口松弛，前羊水囊楔入，受力不均，加之此处胎膜接近阴道，缺乏宫颈黏液保护，易受病原微生物感染，导致胎膜早破。

6. 细胞因子 IL-6、IL-8、TNF-α 升高，可激活溶酶，破坏羊膜组织导致胎膜早破。

【临床表现】

孕妇突感较多液体从阴道流出，无腹痛等其他产兆。可混有胎脂及胎粪，继而少量间断性排出。当咳嗽、打喷嚏、负重等腹压增加时，羊水即流出。

【检查指导】

1. 实验室检查、B 型超声检查　详见第一章产科健康教育总论第一节自然分娩妊娠期检查指导。

2. 阴道液体酸碱度检查、阴道液涂片检查

（1）目的：判断阴道液体是否为羊水，协助诊断胎膜早破。

（2）注意事项：仰卧于检查床上，双腿分开；经阴道取液时尽量放松，不移动臀部，以配合检查。

3. 羊膜镜检查

（1）目的：可直视胎儿先露部，看不到前羊膜囊即可诊断胎膜早破。

（2）注意事项：仰卧于检查床上，双腿分开；检查时尽量放松，不移动臀部，以配合检查。

4. 经腹羊膜腔穿刺

（1）目的：抽出羊水检查微生物感染情况，以协助治疗。

（2）注意事项：穿刺前排空膀胱，取仰卧位；穿刺中全身放松，双手放于身体两侧，不要触摸腹部，不要翻身或左右移动身体；如要咳嗽或有不适及时告知医务人员。

【专科指导】

1. 预防

（1）积极行产前检查，重视妊娠期保健。

（2）避免负重及腹部受撞击。

（3）宫口松弛者，应卧床休息，并遵医嘱于妊娠 14～16 周行宫颈环扎术。

（4）妊娠后期禁止性生活。

2. 胎先露未入盆者，绝对卧床休息，抬高臀部，防止脐带脱垂。

3. 保持会阴清洁，勤换会阴垫，预防宫内感染。

4. 自我监测　自数胎动，注意阴道分泌物有无异味，有异常及时通知医护人员。

5. 饮食　注意补充足量的维生素及钙、锌、铜等元素。

【用药指导】

1. 抗生素

（1）目的：破水 12 小时未临产者使用，预防感染。

（2）方法：静脉输液，口服。

（3）不良反应：少数情况下发生过敏反应。

（4）注意事项：输液时如有不适，如胸闷、恶心、皮疹等，及时告知医护人员。

2. 地塞米松

（1）目的：促胎肺成熟。

（2）方法：肌内注射。

（3）不良反应：本品较大剂量易引起糖尿病、消化道溃疡，对下丘脑-垂体-肾上腺轴抑制作用较强。并发感染为主要的不良反应。

（4）注意事项：出现肛周瘙痒和恶心感通知医护人员。

【出院指导】

详见第一章产科健康教育总论第一节自然分娩产褥期。

第二节　产后出血

【概述】

产后出血（postpartum hemorrhage，PPH）是指胎儿娩出后 24 小时内失血量≥500ml，剖宫产分娩者≥1000ml，是分娩期严重并发症，是目前我国孕产妇死亡的首位原因。引起产后出血的主要原因为子宫收缩乏力、胎盘因素、软产道损伤及凝血功能障碍。

【临床表现】

症状产后出血者面色苍白、出冷汗，主诉口渴、心慌、头晕，尤其是子宫出血潴留于宫腔及阴道内时，表现为怕冷、寒战、打哈欠、懒言或表情淡漠、呼吸急促甚至烦躁不安，很快转入昏迷状态。软产道损伤造成阴道壁血肿的产妇会有尿频或肛门坠胀感，且有排尿疼痛。

【检查指导】

1. 实验室检查

（1）目的：了解产妇全身状况，了解凝血功能，判断出血对机体的影响。

（2）注意事项：详见第一章产科健康教育总论第一节自然分娩妊娠期中的检查指导。

2. 中心静脉压

（1）目的：了解有效循环血容量和心功能。

（2）注意事项：检查时安静卧床，手臂伸直，与医生配合。

【专科指导】

1. 妊娠期有产后出血危险者，如血液病、贫血、巨大儿等，须加强孕期保健，定期接受产前检查，预防产后出血。

2. 分娩期

（1）第一产程：摄入高热量、易消化的食物，如巧克力、鸡蛋、功能性饮料等，保证基本需要；选取舒适体位，适当活动，注意休息，防止疲劳；主动排尿，避免膀胱充盈影响子宫收缩。

（2）第二产程：听从医护人员指导，正确使用腹压，避免胎儿娩出过快，造成软产道裂伤。

（3）第三产程：与新生儿进行早接触、早吸吮，可促进子宫收缩，减少产后出血。

3. 产褥期

（1）有口渴、心慌、头晕等自觉症状时，卧床休息，及时告知医护人员，并注意保暖。

（2）产后多饮水并及时排空膀胱，以免影响宫缩导致产后出血。

（3）早期哺乳，多吸吮，可刺激子宫收缩，减少阴道出血量。

（4）保留会阴垫，交给医护人员，以测量出血量。

（5）出血后1~2天，产妇较虚弱，可进食营养丰富、富含铁、易消化的饮食，如瘦肉、鸡蛋、牛奶、绿叶蔬菜、水果等，可少量多餐。

（6）体力恢复后尽早活动，逐渐增加运动量，以促进身体康复。

【用药指导】

1. 蔗糖铁注射液

（1）目的：纠正缺铁性贫血。

（2）方法：静脉输液。

（3）不良反应：罕见过敏反应。偶尔会出现下列不良反应：金属味，头痛，恶心，呕吐，腹泻，低血压，痉挛/腿部痉挛，胸痛，嗜睡，呼吸困难，肺炎，咳嗽，瘙痒等。

（4）注意事项：谨防静脉外渗漏。如果遇到静脉外渗漏，轻轻涂抹黏多糖软膏或油膏。禁止按摩以避免铁的进一步扩散。

2. 口服补血药如益气维血、生血丸等

（1）目的：纠正贫血。

（2）方法：口服。

（3）不良反应：偶见恶心呕吐，腹泻，便秘，可自行缓解或停药后症状消失。

（4）注意事项：感冒者不宜服用，忌与浓茶同服。

【出院指导】

1. 进食高蛋白、高维生素、富含铁饮食，如动物肝脏、瘦肉、鸡蛋、牛奶、绿叶蔬菜、水果等，以尽快恢复血红蛋白量。

2. 部分产妇分娩 24 小时后，于产褥期内发生子宫大量出血者，称为晚期产后出血，多在产后 1~2 周内发生，也可推迟至 6~8 周甚至于 10 周发生，应予高度警惕，注意加强活动，以免导致严重后果。

3. 其他出院指导　详见第一章产科健康教育总论第一节自然分娩产褥期。

第三节　羊水栓塞

【概述】

羊水栓塞（amnioticfluid embolism，AFE）是指在分娩过程中，羊水突然进入母体血循环后引起的肺栓塞、过敏性休克、弥散性血管内凝血、肾功能衰竭或等一系列病理改变的严重分娩并发症，亦为造成孕产妇死亡的重要原因之一。发生在足月分娩者死亡率可高达 70%~80%。近年研究认为，羊水栓塞主要是过敏反应。目前羊水栓塞的病因尚不明确，一般认为羊水栓塞是由于胎粪污染的羊水的有形物质（胎儿毳毛、角化上皮、胎脂、胎粪）进入母体循环所引起。

【临床表现】

羊水栓塞发病特点是起病急骤、来势凶险。多发生在分娩过程中，尤其是胎儿娩出前后的短时间内。在极短时间内可因心肺功能衰竭、休克而使产妇死亡。典型的临床表现可分三个渐进阶段：

1. 心肺功能衰竭和休克 在分娩过程中, 尤其是刚刚破膜不久, 产妇突然发生寒战、呛咳、气急、烦躁不安、恶心等前驱症状, 随后出现发绀、呼吸困难、心率加快、抽搐、昏迷、血压下降, 短时间内休克状态。有的产妇突然惊叫一声或打一个哈欠或抽搐后血压迅即下降甚至消失, 并在几分钟内死亡。

2. 出血 产妇度过心肺功能衰竭和休克后, 则进入凝血功能障碍阶段, 表现为大量阴道流血为主的全身出血倾向, 血液不凝固。如切口及针眼大量渗血、全身皮肤黏膜出血、消化道大出血、呕血、便血及血尿等。

3. 急性肾衰竭 产妇出现尿少、无尿和尿毒症征象。一旦肾实质受损, 可致肾衰竭甚至死亡。

羊水栓塞临床表现的三个阶段基本上按顺序出现, 但有时亦可不全出现或出现不典型症状。

【检查指导】

1. 血涂片

(1) 目的: 查出羊水有形成分支持诊断。

(2) 注意事项: 下腔静脉取血, 取血后按压穿刺点 5~10 分钟。

2. 胸部 X 线

(1) 目的: 协助诊断羊水栓塞。约 90% 的产妇可见双肺出现弥散性点片状浸润影, 并向肺门周围融合, 伴有轻度肺不张和右心扩大。

(2) 注意事项: 因病情较重, 多行床旁照射, 注意事项详见第一章产科健康教育总论第一节自然分娩妊娠期中检查指导。

3. 心电图

(1) 目的: 了解心脏功能。

(2) 注意事项: 详见第一章产科健康教育总论第一节自

然分娩妊娠期中检查指导。

【专科指导】

1. 预防

（1）妊娠期加强产前检查，便于发现前置胎盘、胎盘早剥等诱因，及时处理，预防羊水栓塞。

（2）分娩期出现心慌、胸闷、宫缩过强等情况应及时通知医护人员。

2. 树立信心，积极配合医护人员抢救。

3. 立即禁食禁水。

4. 保证吸氧通畅，不要随意拔除氧气导管。

5. 若发生产后大出血，经积极处理仍不能止血者，做好子宫切除的心理准备。保留会阴垫，交给医护人员，以测量出血量。

6. 发病后 1~2 天，产妇较虚弱，可进食营养丰富、富含铁、易消化的饮食，如瘦肉、鸡蛋、牛奶、绿叶蔬菜、水果等，可少量多餐。

7. 病情稳定后，逐渐增加运动量，劳逸结合，注意休息。

8. 不宜哺乳者，服用回奶药，避免刺激乳房，新生儿行人工代奶。

【用药指导】

1. 阿托品

（1）目的：用于解除痉挛，抢救休克。

（2）方法：静脉注射。

（3）不良反应：口干，眩晕，颜面或皮肤潮红，心动过速，谵妄或谵语。极大剂量可致惊厥，兴奋，视物模糊，药疹，静脉注射可有心脏停搏。

（4）注意事项：心率过速者不宜使用。

2. 地塞米松或氢化可的松

（1）目的：抗过敏。

（2）方法：静脉推注或滴注。

（3）不良反应：并发感染为主要的不良反应。

（4）注意事项：糖尿病、骨质疏松症、肝硬化、肾功能不良、甲状腺功能低下患者慎用。

3. 碳酸氢钠

（1）目的：抗休克纠正酸中毒。

（2）方法：静脉滴注。

（3）不良反应。

1）大量静注时可出现心律失常、肌肉痉挛、疼痛、异常疲倦虚弱等。

2）剂量偏大或存在肾功能不全时，可出现水肿、精神症状、肌肉疼痛或抽搐、呼吸减慢、口内异味、异常疲倦虚弱等。

（4）注意事项：严防药液外渗，引起皮下组织坏死。

4. 毛花苷 C

（1）目的：纠正心衰消除水肿。

（2）方法：静脉推注。

（3）不良反应：恶心，呕吐，头痛，黄视，嗜睡，头晕，精神失常或错乱，谵妄或谵语。剂量过大有室性期外收缩，阵发室上性心动过速，传导阻滞。

（4）注意事项：注意观察心率，勿与排钾利尿药、胰岛素、皮质激素同时使用，以防洋地黄中毒。

【出院指导】

详见第一章产科健康教育总论第一节自然分娩产褥期。

（张 波）

第五章

异常胎儿及新生儿健康教育

第一节　胎儿窘迫

【概述】

胎儿窘迫（fetal distress）是指胎儿在子宫内因急性或慢性缺氧危及其健康和生命的综合症状。急性胎儿窘迫多发生在分娩期，慢性胎儿窘迫多发生在妊娠晚期，但在临产后常表现为急性胎儿窘迫。母体血液含氧量不足、母胎间血氧运输或交换障碍及胎儿自身因素异常均可导致胎儿窘迫。

【临床表现】

1. 急性胎儿窘迫　多发生在分娩期。常表现为：胎心率异常或胎心监护异常、羊水粪染、胎动减少或消失。

2. 慢性胎儿窘迫　常发生在妊娠晚期，多表现为胎动减少或消失、胎儿生长发育受限。

【检查指导】

1. 胎心电子监护

（1）目的：能够连续观察和记录胎心率的动态变化；了解胎心与胎动及宫缩之间的关系；预测胎儿宫内储备能力。

（2）注意事项：产妇取半卧位或半坐卧位，暴露腹部；

感觉胎动时及时按胎动按钮。

2. 胎盘功能检查

（1）目的：协助诊断胎儿窘迫。

（2）注意事项：此项目为抽血检查项目，其注意事项详见第一章产科健康教育总论第一节自然分娩妊娠期检查指导中实验室检查。

3. 胎儿头皮血血气分析

（1）目的：判断胎儿宫内缺氧程度。

（2）注意事项：医生经阴道取胎儿头皮血样时产妇勿移动身体，以免造成胎儿及产妇的损伤。

【专科指导】

1. 妊娠期

（1）选取左侧卧位，吸氧。保持氧气导管通畅，勿自主拔除鼻导管。

（2）自我观察：自数胎动，早中晚各数 1 小时胎动，每小时胎动数≥3 次；3 次相加乘以 4 为 12 小时胎动数，应≥30次。如有异常及时通知医护人员。

（3）有胎儿窘迫征象时，有可能行剖宫产及时娩出胎儿，应听从医生建议，选取分娩方式。

2. 分娩期

（1）左侧卧位，持续吸氧。

（2）听从医护人员指导，正确使用腹压。

（3）胎儿窘迫时有新生儿窒息的风险，新生儿有可能需要转到儿科观察治疗，需减轻顾虑和矛盾心理，积极配合医生进行新生儿的抢救和治疗。

3. 产褥期　胎儿不幸死亡的产妇，按时服用回奶药，减少乳房刺激；家属多陪伴并诉说悲伤，预防产后抑郁。

【用药指导】

甲磺酸溴隐亭片

1. 目的　抑制生理性泌乳。

2. 方法　口服。

3. 不良反应　许多患者服药后头几天可能会发生恶心、呕吐、头痛、眩晕或疲劳。

4. 注意事项　抑制产褥期泌乳时，特别在治疗第一周，如有持久性严重头痛，立即停止并通知医务人员。

【出院指导】

详见第一章产科健康教育总论第一节自然分娩产褥期。

（程海丹）

第二节　新生儿产伤

【概述】

新生儿产伤是指在分娩过程中发生的机械性或缺氧性的损伤，多因产程延长、分娩处理或手术产引起。常见新生儿产伤有头颅血肿、新生儿骨折（neonatal fracture）、臂丛神经损伤（brachial plexus palsy）等。

【临床表现】

1. 头颅血肿　是分娩过程中颅骨骨膜下血管破裂血液积聚在骨膜下所致。一般在出生后2~3天内出现，新生儿头部一侧顶骨可见一肿物，以颅骨边缘为界，不超过骨缝。出血量多时触之可有波动感，头皮颜色不变。

2. 新生儿骨折　最常见为锁骨骨折，还有肱骨骨折、股骨骨折。表现为患肢活动受限，局部肿胀，触及患处即啼哭。

3. 臂丛神经损伤　表现为患肢下垂，内旋内收，贴身，前臂不能弯曲。

【检查指导】

X 线检查

1. 目的　明确诊断。

2. 注意事项

（1）检查前勿吃得太饱，以免检查时吐奶。

（2）检查时保证肢体外展位。

【专科指导】

1. 头颅血肿

（1）血肿较小者一般无须治疗，待其自行吸收。尽量使患儿保持安静，忌揉擦。

（2）血肿大的或有增大趋势的，给予冷敷或加压包扎，保持冷敷或包扎稳固，特别是喂奶或换尿布时。

2. 新生儿骨折　不完全骨折时不用外固定，注意勿压迫患侧，勿牵拉患肢；完全骨折或有错位时需要进行外固定，配合医生进行外固定或悬吊牵引。

3. 臂丛神经损伤　遵医嘱进行患肢功能训练和按摩。

【用药指导】

维生素 K_1

1. 目的　止血。

2. 方法　口服。

3. 不良反应　一般无不良反应。

4. 注意事项　按时服用。

【出院指导】

1. 头颅血肿　勿揉搓血肿部位，待其自行吸收。

2. 新生儿骨折

（1）锁骨骨折：外固定后约 2 周后可痊愈。2 周后复查，若骨痂形成可去除绷带。一般愈合良好，不留后遗症。

（2）肱骨骨折：外固定后约 3~4 周可去除。

（3）股骨骨折：小夹板固定或悬垂牵引，大约 3~4 周可痊愈，一般无后遗症。

3. 臂丛神经损伤　按时进行功能锻炼及按摩。

4. 新生儿产后 42 天复查时，告知医生产伤情况，以便医生依据新生儿出生情况给予恰当的检查。

（吴婉华）

第六章

妇科手术健康教育

第一节　妇科腹部手术

【概述】

妇科腹部手术是妇科疾病尤其是妇科肿瘤的主要治疗方法。手术既是治疗手段又是创伤过程。按手术范围区分主要有剖腹探查术、附件切除术、次全子宫切除术、全子宫切除术、次全子宫及附件切除术、全子宫及附件切除术、子宫根治术等。医生会根据病变种类、部位、大小等决定采取何种手术范围。

【检查指导】

1. 实验室检查　术前常规做血、尿、便三大常规，血生化、感染筛查八项，出凝血功能，对拟接受大、中手术者还需做血型和交叉配合试验。

（1）目的：根据病史和体格检查结果，选取必要的项目，以诊断病情、判断手术耐受力、推断预后。由于手术创伤和麻醉都会加重肝、肾的负荷；导致体液电解质失衡。为降低手术危险性，需完善相关实验室检查。

（2）注意事项：

1）择期手术的患者将于手术前至少一天完成血、尿、便的标本采集。

2）检查血生化项目避免进食过于油腻、高蛋白饮食，采血前 24 小时避免饮酒，采血前需禁食 10~12 小时。

3）一般采集静脉血标本，采集后，用棉签按压针眼处及上方，按压至少 3~5 分钟，进行止血。注意：不要揉，以免造成皮下血肿。按压时间应充分。各人的凝血时间有差异，有的人需要稍长的时间方可凝血（如果是有出血倾向患者，如紫癜，血液病等要压迫 5~10 分钟直到无血液渗出）。

4）尿常规标本采集：取晨起第一次尿，排尿时弃去前段尿，留取清洁中段尿。女患者月经期，不宜留取尿标本；会阴部分泌物过多时，应先清洁后再收集。

5）粪便常规标本采集时，应排便于清洁便器内，用捡便匙选取中央部分置便标本盒内送检。

2. 妇科检查

（1）目的：检查外阴、阴道、子宫颈和子宫、输卵管、卵巢及宫旁组织和骨盆腔内壁的情况。可对一些妇科疾病作出早期诊断、预防以及早期治疗。

（2）注意事项：

1）检查前需排空膀胱，大便充盈者应在排便后检查。

2）未婚无性生活患者应告知医生自身情况，禁做双合诊及阴道窥器检查，应行肛腹诊。

3）避免在月经期做妇科检查。

4）检查时仰卧于检查床上，双腿分开，尽量放松身体，配合医生检查。

3. 心电图

（1）目的：心电图是术前常规检查项目之一，帮助诊断心律失常、心肌缺血、心肌梗死、心脏扩大、肥厚、人工心脏起搏状况等。

（2）注意事项：

1）检查时需暴露手腕、脚腕和胸部，并保持皮肤清洁。

2）检查过程中应平静呼吸，尽量放松，避免因肢体紧张产生干扰。

4. X 线检查

（1）目的：判断有无心肺异常，为手术做准备。

（2）注意事项：勿穿戴任何有金属物的内衣（如胸罩），检查时去除钱包（硬币、磁卡）、手链、手机、手表、钥匙、义齿、义眼等随身携带的各种含金属物品。

5. B 型超声检查

（1）目的：对盆腔脏器的物理特征、形态结构、功能状态做出判断，以明确诊断，为医生判断手术的方式、范围等提供依据。

（2）注意事项：

1）如同时要做胃肠、胆道 X 线造影时，超声波检查应在 X 线造影前进行，或在上述造影 3 天后进行。

2）如检查盆腔的子宫及其附件、膀胱、前列腺等脏器时，应在检查前 2 小时饮白水 1000ml 左右，检查前 2~4 小时不要小便。

6. CT 检查

（1）目的：明确肿块性病变的部位、大小、以及与邻近组织的关系，淋巴结有无转移等。

（2）注意事项：

1）比预约时间提前 30 分钟到检查室，以便做必要的准备。

2）请勿穿戴任何金属物的内衣（如胸罩），检查时去除钱包（硬币、磁卡）、手链、手机、手表、钥匙、义齿、义眼等随身携带的各种含金属物品。

3）做腹部 CT 检查需自带 500ml 矿泉水 2 瓶。

4）需将既往 X 线、超声、放射核素、化验等全部材料带去检查室；住院患者需携带病历。

5）若检查时应用造影剂，检查前会做碘过敏试验。

6）增强 CT 检查的注意事项：检查当日早晨禁食，如检查时间为下午，上午 10 点以后禁食。

7）检查时需配合医、技人员的指导。

8）检查后应多饮水，以促进造影剂排泄。

7. MRI

（1）目的：对纵隔肿块、腹腔及盆腔器官疾病的进行明确诊断与鉴别诊断。

（2）注意事项：

1）如果装有心脏起搏器以及动脉瘤术后的严禁做此类检查。

2）体内带有金属异物（如固定义齿、避孕环、动脉支架、固定钉、弹片等）请于检查前提前告知医务人员，以免发生意外。

3）进入扫描间时应除去身上带的手机、钱包（磁卡、硬币）、手表、钥匙、打火机、金属皮带、金属项链、金属耳环、发卡、活动义齿、金属钮扣等各种随身携带的金属物品。否则，检查时可能会影响磁场的均匀性，造成图像的干扰，形成伪影。

4）更换带金属挂钩，拉链等附件的内外衣，检查当日最好自备纯棉睡衣，检查时穿用。

5）腹部检查在检查前 4~6 小时内禁食水；做盆腔、骶椎检查的女性需提前去掉避孕环。

6）如有严重心肺功能疾病请提前告知医生。若有不适及时告知医护人员。

7）如发热体温需降至 37.5℃以下，防止检查过程中出现灼伤。

8）需增强打药者检查应 4~6 小时禁食水，检查当日还需携带 2 周内肌酐化验结果。

9）既往做过 CT、B 超等检查，需携带报告单去检查室。

【围术期指导】

1. 术前准备及注意事项

（1）皮肤准备：保持腹部皮肤清洁干燥，术前一日由护士备皮，备皮范围上至剑突下，下至大腿的上 1/3 及外阴部，左右至两侧腋中线。备皮后可沐浴。

（2）肠道准备：

1）一般妇科腹部手术：术前一日配合灌肠 1~2 次或按要求口服缓泻剂，之后排便应至少 3 次以上，或排出的液体中无粪便残渣即可。术前禁食 8 小时，禁饮 4 小时。

2）可能涉及肠道的手术：术前 3 日进食少渣半流质饮食，口服肠道抗生素；术前 2 日进流质饮食，术前 1 日及手术当天清洁洗肠，直至排出的灌肠液中无粪便残渣。

（3）阴道准备：术前一日用消毒液阴道冲洗后，于后穹窿放置一片甲硝唑。药物放置后需卧床 30 分钟，待药物溶解吸收后再下床活动。若发现有药物从阴道掉出，及时通知医务人员。手术当日晨再行阴道冲洗。

（4）配血：根据手术情况配血，良性手术一般配血 200~400ml，恶性手术根据患者情况一般配血 800~2000ml。

（5）遵医嘱做药敏试验。

（6）术前 1 日起测四次体温，体温 ≥ 37.5℃ 及时请示医生。

（7）术前晚取下饰物、义齿等。必要时睡前口服地西泮，促进睡眠。

（8）手术日晨做完一切术前准备后，更换病号服，在床上等待手术室人员。

2. 术后注意事项

（1）体位：术后根据麻醉方式采取相应的体位。全身麻醉的患者在尚未清醒前需专人守护，去枕平卧，头偏向一侧，防止呕吐物、分泌物呛入气管引起窒息或吸入性肺炎；蛛网膜下腔麻醉者，去枕平卧 6~8 小时；硬膜外麻醉者，去枕平卧 4~6 小时。次日晨取半卧位，有利于深呼吸及腹腔、盆腔引流；可使部肌肉放松缓解伤口疼痛。

（2）饮食：手术当天禁食，术后 24 小时可进流质饮食，应避免牛奶、豆浆等产气食物，防止肠胀气。待肛门排气后进流质饮食，逐渐过渡到半流质、普食。术后应加强营养，进食高热量、高蛋白、高维生素的食物，以促进伤口愈合。

（3）活动与休息：术后早期因身体虚弱及各种管路不能下床活动，应在床上多翻身，进行肢体活动，防止下肢静脉血栓形成。在疼痛能忍耐的情况下尽早下床活动，可增加血液循环，减少肺部并发症，促进肠功能恢复，早排气，增加食欲，帮助伤口愈合。下床时间因人而异，一般术后 24 小时就可下床。年老体弱的患者刚开始下床时，应有人搀扶，避免跌倒。

（4）缓解腹胀：通常术后 12~24 小时肠蠕动开始恢复，约 48 小时可肠道排气。若术后 48 小时腹胀认为减轻，可通过勤翻身、增加活动量刺激肠道蠕动。

（5）引流管及尿管：

1）留置引流管期间要保持各种引流管的通畅，勿打折、拉拽引流管。

2）保留尿管期间注意尿色的变化，保持尿管通畅，勿打折扭曲。拔除尿管后多饮水、尽早排尿。如有排尿不畅、尿不尽等及时通知医务人员。

（6）开腹手术术后 6~8 小时取下砂袋、腹带，肥胖及咳嗽者可保留腹带。

（7）心电监护：心电监护期间不可自行调节心电监护仪参数设置。

【出院指导】

1. 保持腹部伤口清洁干燥，一周后可沐浴。

2. 如有以下情况随时就诊：伤口疼痛、渗血、渗液；体温过高、阴道出血。

3. 术后经复查后医生允许的情况下，方可恢复性生活。

第二节　腹腔镜手术

【概述】

腹腔镜（laqaroscopy）手术是在密闭的盆、腹腔内进行检查或治疗的内镜手术操作。将有照明的腹腔镜经腹壁插入腹腔，连接摄像系统，将盆、腹腔内的脏器显示在监视屏幕上。手术医生通过视频检查来诊断疾病为诊断性腹腔镜手术；在腹腔外操纵进入盆、腹腔的手术器械，在屏幕直视下对疾病进行手术治疗为手术性腹腔镜手术。

【检查指导】

详见本章第六节腹部手术。

【围术期指导】

1. 术前准备及注意事项

（1）皮肤准备保持腹部皮肤清洁干燥，术前一日由护士备皮，备皮后可沐浴。注意脐孔清洁。

（2）肠道准备、阴道准备及配血详见本章第一节腹部手术。

（3）遵医嘱做药敏试验。

（4）术前一日起测四次体温，体温 ≥ 37.5℃ 及时通知医生。

（5）术前日晚及术日晨准备详见本章第一节腹部手术。

2. 术后注意事项

（1）疼痛：术后常出现肩痛及上腹部不适，与术中需形成 CO_2 气腹有关，是 CO_2 气腹对膈肌刺激所致，术后几日内症状可减轻或消失。①轻微术后肩痛的患者，常规吸氧 6 小时，床上翻身活动，尽早下床活动，促进残存二氧化碳气体的吸收，促进机体恢复；②有症状但不影响自主活动的患者，适当延长吸氧时间，患者进行肩颈部按摩及四肢活动，采取膝胸卧位，并进行呼吸训练，减轻疼痛；③肩痛症状明显且严重影响自主活动，或出现呼吸困难时，应及时通知医务人员，以排除其他疾病；即刻吸氧，缓解呼吸困难的症状；取舒适体位，待疼痛或呼吸困难症状稍缓解后，再进行活动训练，逐步促进康复。

（2）术后体位、饮食、引流管及尿管详见本章第六节腹部手术。

（3）活动与休息腹腔镜手术损伤小，应尽早下床活动，一般术后第二天可下床活动。

【出院指导】

详见本章第一节腹部手术。

第三节　外阴、阴道手术

【概述】

外阴手术（operation on vulva）是指女性外生殖器部位的手术。阴道手术（operation on vagina）包括阴道局部手术及途径阴道的手术。

【检查指导】

详见本章第一节腹部手术。

【围术期指导】

1. 术前准备及注意事项

（1）皮肤准备：保持会阴部皮肤清洁，每日清洗外阴。术前一日由护士备皮，备皮范围：上至耻骨联合上 10cm，左右至两侧腋中线，下至外阴部、肛门周围、臀部及大腿内侧上 1/3，备皮后可沐浴。

（2）肠道准备：术前 3 天进食无渣半流饮食，并口服肠道抗生素。术前一天进食流质饮食，配合护士进行清洁灌肠，直至排出的液体中无粪便残渣为止。也可用口服番泻叶、甘露醇等代替灌肠。

（3）阴道准备：术前 3 天开始阴道准备，一般行阴道冲洗或坐浴。高锰酸钾坐浴液的浓度为 1∶5000（淡粉色），坐浴液温度为 41~43℃，坐浴盆应放置稳妥，高度适宜。坐浴前排空膀胱，坐浴时将全部臀部及外阴浸泡于溶液中，持续 20 分钟左右。

（4）配血。

（5）遵医嘱做药敏试验。

（6）术前一日起测四次体温，体温 ≥ 37.5℃ 及时请示医生。

（7）术前日晚及术日晨准备详见本章第一节妇科腹部手术。

2. 术后注意事项

（1）外阴清洁：保持外阴清洁干燥，勤换内裤，并保持床上清洁干燥。术后 3 天可行外阴烤灯，保持伤口干燥，促进血液循环，利于伤口愈合。

（2）体位：根据麻醉方式、手术方式选择相应术后体位。处女膜闭锁及有子宫的先天性无阴道患者，术后应采取半卧位；因外阴癌行外阴根治术后的患者应采取平卧位，双腿外展屈膝，膝下垫软枕；行阴道前后壁修补或盆底肌修补术后的患者应以平卧位为宜，禁止半卧。

（3）留置尿管：外阴、阴道手术后留置尿管时间较长，一般 5~7 天，为预防泌尿系感染，留置尿管期间应多饮水，保持尿管通畅，避免尿管打折及过度牵拉；拔除尿管后也要多饮水，拔除尿管后 6 小时内应自行排尿。

（4）延迟排便：由于切口位置邻近肛门，术后排便易污染伤口及牵拉伤口，因此需控制首次排便时间，一般控制在手术后五天开始排便。术后吃无渣饮食，术后第三天开始服用石蜡油 30ml 每晚一次，使大便软化，避免排便困难。

（5）活动：外阴、阴道手术后应避免增加腹压的动作，如蹲、用力大便等，以免增加局部伤口的张力，影响切口愈合。

（6）止痛：外阴部神经末梢丰富，痛觉敏感。术后应以合适的体位减轻伤口张力，减轻疼痛。也可通过自控镇痛泵或止痛剂缓解疼痛。

（7）会阴部清洁：保持会阴部清洁、干燥，勤更换内裤及床垫，排便后清洁外阴防止感染。

（8）饮食：详见本章第一节妇科腹部手术围术期中术后注意事项。

【出院指导】

1. 外阴手术后伤口愈合较慢，回家后应保持外阴清洁。

2. 术后一般休息 3 个月，应逐渐增加活动量，避免重体力劳动。避免增加腹压的动作。

3. 出院后 1 个月门诊复查，了解术后恢复情况及伤口愈合情况。并与术后 3 个月再次门诊复查。

4. 经医生复查许可后，方可恢复性生活。

5. 如发现会阴部有出血、疼痛加剧等异常情况应及时就诊。

第四节　宫腔镜手术

【概述】

宫腔镜（hysteroscopy）是一种用于宫腔及宫颈管病变诊断及治疗的妇科内镜。通过直接观察或连接于摄像系统和监视屏幕将宫腔、宫颈管内图像放大显示，诊断宫腔及宫颈管病变称宫腔镜检查术。大多数宫腔和宫颈管病变可以在宫腔镜检查的同时进行治疗。

【围术期指导】

1. 术前准备及注意事项

（1）检查时间为月经干净后 1 周内为宜，此时子宫内膜薄，不易出血，黏液分泌少，宫腔内病变容易看见，利于疾病诊断。

（2）饮食：根据麻醉方式决定是否禁食。区域麻醉或全身麻醉需禁食；局部浸润麻醉和镇痛时不需禁食。个别情况需排空肠道。

2. 术后注意事项

（1）宫腔镜多用静脉麻醉，一般手术结束后即可清醒。

（2）术后卧床观察 1 小时，待清醒后即可下床活动，身体虚弱者可延长卧床时间。

（3）少数患者术后可有下腹隐痛，一般在 1 小时内缓解。

（4）术后 2~7 天内可有少量阴道血性分泌物。

【出院指导】

1. 遵医嘱应用抗生素。

2. 2 周内禁止性生活。

3. 术后 1 个月回医院复查；如有阴道出血、腹痛等情况随时就诊。

（吴婉华）

第七章

女性生殖系统炎症健康教育

第一节　非特异性外阴炎

【概述】

非特异性外阴炎（vulvitis）是由物理、化学因素而非病原体所致的外阴部的皮肤或黏膜的炎症。发病与经血、阴道分泌物、尿液等刺激及不注意皮肤清洁干燥、穿紧身化纤内裤有关。

【临床表现】

1. 外阴皮肤瘙痒、疼痛、烧灼感，于活动、性交、排尿及排便时加重。

2. 检查见局部充血、肿胀、糜烂，常有抓痕，严重者形成溃疡或湿疹。

3. 慢性炎症可使皮肤增厚、粗糙、皲裂，甚至苔藓样变。

【检查指导】

妇科检查

1. 目的　了解局部充血、肿胀、糜烂、溃疡、皮肤增厚或粗糙情况，有无抓痕、压痛情况。

2. 注意事项　详见第六章妇科手术健康教育第一节妇科腹部手术中检查指导。

【用药指导】

高锰酸钾溶液

（1）目的：减轻局部疼痛、水肿及炎症。

（2）方法：高锰酸钾结晶加温开水配成 1∶5000 约 40℃ 溶液，溶液颜色肉眼观为淡玫瑰红色。通常每日 2 次，每次 15~30 分钟坐浴，5~10 次为一疗程。

（3）不良反应：浓度过高，可灼伤皮肤。

（4）注意事项：溶液浓度不宜过高，以免灼伤皮肤。坐浴时要使会阴部浸没于溶液中；月经期停止坐浴。

【出院指导】

1. 注意个人卫生，穿纯棉内裤并经常更换，保持外阴清洁干燥。

2. 禁酒，少进辛辣食物。

3. 局部严禁搔抓，勿用刺激性药物或肥皂擦洗。

4. 外阴破溃者要使用柔软无菌会阴垫，减少摩擦和混合感染的机会。

（程海丹）

第二节　前庭大腺炎

【概述】

前庭大腺炎（bartholinitis）是病原体侵入前庭大腺而引起的炎症。主要病原体为葡萄球菌、链球菌、大肠埃希菌、肠球菌等。此病育龄妇女多见，幼女及绝经后期妇女少见。在性交、流产、分娩或其他情况污染外阴部时，病原体侵入引起炎症。急性炎症发作时，病原体首先侵犯腺管，腺管呈急性化脓性炎症，腺管开口往往因肿胀或渗出物凝聚而阻塞，脓液不能外流、积存而形成脓肿，称前庭大腺脓肿（abscessof bartholingland）。

【临床表现】

1. 炎症多为一侧。初起时局部肿胀、疼痛、灼热感，行走不便，有时会致大小便困难。局部皮肤红肿、发热、压痛明显。前庭大腺开口处有时可见白色小点。

2. 部分患者出现发热等全身症状。

3. 脓肿形成时，疼痛加剧，脓肿呈鸡蛋大小，局部可触及波动感，皮肤表面发红、变薄，脓肿自行破溃。

【检查指导】

妇科检查

1. 目的　了解局部充血、肿胀、糜烂、溃疡、皮肤增厚或粗糙情况，有无抓痕、压痛情况。

2. 注意事项　详见第六章妇科手术健康教育第一节妇科腹部手术中检查指导。

【用药指导】

抗生素

1. 目的：预防、控制感染。

2. 方法：静脉输液或口服。

3. 不良反应：少数情况下发生过敏反应；毒性反应。

4. 注意事项：输液时如有不适，如胸闷、恶心、皮疹等，及时告知医护人员。

【出院指导】

1. 急性炎症发作时，需卧床休息，局部保持清洁。

2. 注意个人卫生，穿纯棉内裤并经常更换。

3. 遵医嘱按时按量口服或肌内注射抗生素。

4. 行脓肿切开术后，局部放置引流条引流，引流条需每日更换。

（程海丹）

第三节　滴虫阴道炎

【概述】

滴虫阴道炎（trichomonal vaginitis）由阴道毛滴虫引起的

阴道炎症。女性月经前后、妊娠期、产后等阴道环境改变时易发生滴虫阴道炎。

传播途径有：

1. 经性交直接传播。

2. 经公共浴池、游泳池、坐式便器、污染的器械及敷料等间接传播。

【临床表现】

1. 潜伏期 4~28 天，25%~50% 的患者感染初期无症状。

2. 典型症状是稀薄的泡沫状白带增多及外阴瘙痒，若合并其他细菌混合感染则分泌物呈脓性，可有臭味。

3. 若尿道口有感染，可出现尿频、尿痛、有时可见血尿。

【检查指导】

1. 妇科检查

（1）目的：了解阴道黏膜炎症改变的情况，阴道后穹窿分泌物量及性质。

（2）注意事项：详见第六章妇科手术健康教育第一节妇科腹部手术中检查指导。

2. 阴道分泌物检查

（1）目的：判断阴道有无炎症，还可以进一步诊断炎症的原因。

（2）注意事项：取阴道分泌物前 24~48 小时避免性交、阴道灌洗或局部用药；经期女性患者不宜进行阴道分泌物检查。

【专科指导】

外阴瘙痒时卧床休息，减少对外阴摩擦，及时更换内衣裤、床单，保持外阴清洁；每日用温开水清洁外肛周，清洁时禁止用毛巾擦患处，忌用肥皂水或其他刺激性药物擦洗外阴。

【用药指导】

1. 甲硝唑

（1）目的：控制感染，治疗滴虫阴道炎。

（2）方法：

1）全身用药：初次治疗推荐甲硝唑 2g，单次口服；或甲硝唑 400mg，每日 2 次，连服 7 日。

2）局部用药：甲硝唑阴道泡腾片 200mg 每晚塞入阴道 1 次，7 天为一疗程。

（3）不良反应：口服后偶见胃肠道反应、头痛、皮疹、白细胞减少等。

（4）注意事项：

1）用药期间及停药 24 小时内禁止饮酒，由于甲硝唑抑制乙醇在体内氧化产生有毒代谢产物。

2）孕 20 周前禁用，哺乳期不宜用药。因甲硝唑可透过胎盘到达胎儿体内，也可从乳汁中排泄。

2. 替硝唑

（1）目的：控制感染，治疗滴虫阴道炎。

（2）方法：初次治疗推荐替硝唑 2g，单次口服。

（3）不良反应：少见而轻微，可有胃肠道反应、口腔金属味，头痛、眩晕、皮肤瘙痒、皮疹、便秘等。

（4）注意事项：用药期间及停药 72 小时内禁止饮酒，孕妇及哺乳期禁用。

【出院指导】

1. 注意个人卫生，保持外阴部清洁、干燥，避免搔抓外阴部。

2. 治疗期间禁止性生活，勤换内裤。

3. 内裤、坐浴及洗涤用物应煮沸消毒 5~10 分钟以消灭病原体，避免交叉和重复感染的机会。

4. 月经期间暂停坐浴、阴道冲洗及阴道用药。

5. 治愈前，避免到游泳池、浴池等公共场所活动。

6. 随访　滴虫阴道炎常于月经后复发，应于下次月经后继续治疗 1 个疗程。并于每次月经干净后复查，连续三次滴虫检查阴性者为治愈。

（程海丹）

第四节　盆　腔　炎

【概述】

盆腔炎性疾病（pelvic inflammatory disease，PID）指女性上生殖道及其周围组织的一组感染性疾病，主要包括子宫内膜炎（endometritis）、输卵管炎（salpingitis）、输卵管卵巢脓肿（tubo-ovarian abscess，TOA）、盆腔腹膜炎（peritonitis）。炎症可局限于一个部位，也可同时累及几个部位，最常见的是输卵管炎。PID 大多发生在性活跃期妇女，初潮前、绝经后或未婚者很少发生 PID。若发生 PID 也往往是邻近器官炎症的扩散。盆腔炎分急性盆腔炎（acute pelvic inflammatory disease）和慢性盆腔炎（chronic pelvic inflammatory disease）两类。

1. 病因

（1）急性盆腔炎：产后或流产后感染、宫腔内手术操作后感染、性生活不洁或过频、经期卫生不良、邻近器官炎症蔓延等。

（2）慢性盆腔炎：常为急性盆腔炎未能彻底治疗，或患者体质较差病程迁延所致，但亦可无急性盆腔炎病史。

2. 高危因素　了解高危因素利于 PID 的预防。

（1）盆腔炎多发生在性活跃期妇女，尤其是初次性交年龄小、有多个性伴侣、性交过频以及性伴侣有性传播疾病者。据美国资料，PID 的高发年龄为 15~25 岁。

（2）下生殖道感染如淋病奈瑟菌性宫颈炎、衣原体性宫颈炎以及细菌性阴道病与 PID 的发生密切相关。

（3）宫腔内手术操作后感染如刮宫术、输卵管通液术、子宫输卵管造影术、宫腔镜检查等，由于手术所致生殖道黏膜损伤、出血、坏死，导致下生殖道内源性病原体上行感染。

（4）性卫生不良、经期性交、使用不洁月经垫等，均可使病原体侵入而引起炎症。此外，低收入群体不注意性卫生保健、阴道冲洗者 PID 的发生率高。

（5）邻近器官炎症直接蔓延如阑尾炎、腹膜炎等蔓延至盆腔，病原体以大肠埃希菌为主。

（6）PID 再次急性发作：PID 所致的盆腔广泛粘连、输卵管损伤、输卵管防御能力下降，容易造成再次感染，导致急性发作。

【临床表现】

可因炎症轻重及范围大小而有不同的临床表现。轻者无症状或症状轻微。常见症状为下腹痛、发热、阴道分泌物增多。腹痛为持续性、活动或性交后加重。若病情严重可有寒战、高热、头痛、食欲缺乏。月经期发病可出现经量增多、经期延长。若有腹膜炎，则出现消化系统症状如恶心、呕吐、腹胀、腹泻等。若有脓肿形成，可有下腹包块及局部压迫刺激症状；包块位于子宫前方可出现膀胱刺激症状，如排尿困难、尿频，若引起膀胱肌炎还可有尿痛等；包块位于子宫后方可有直肠刺激症状；若在腹膜外可致腹泻、里急后重感和排便困难。若有输卵管炎的症状及体征并同时有右上腹疼痛者，应怀疑有肝周围炎。

【检查指导】

1. 实验室检查　血常规、尿常规。

（1）目的：了解一般情况，提示炎症反应程度。

（2）注意事项：详见第六章妇科手术健康教育第一节妇科腹部手术中检查指导。

2. 宫颈管分泌物及后穹窿穿刺物检查

（1）目的：寻找病原体，为临床合理使用抗生素提供依据。

（2）注意事项：膀胱截石位，注意保暖。

3. 妇科检查

（1）目的：了解子宫、输卵管等位置、活动度、粘连程度等。

（2）注意事项：详见第六章妇科手术健康教育第一节妇科腹部手术中检查指导。

4. B 型超声检查

1）目的：发现盆腔囊肿或炎性包块形态。

2）注意事项：经腹壁检查法，膀胱适度充盈；经阴道检查法，患者取截石位；经直肠检查法，用于未婚女性。其他详见第六章妇科手术健康教育第一节妇科腹部手术中检查指导。

【专科指导】

1. 卧床休息，半卧位有利于脓液积聚于直肠子宫陷凹使炎症局限。

2. 多进食高维生素、高蛋白食物，如蔬菜、水果、瘦肉、猪肝、豆制品等，需避免进食生冷、辛辣等刺激性食物，定时定量进食，养成良好的饮食规律。

3. 腹痛、腰痛时注意卧床休息，防止受凉。

4. 因腹痛睡眠欠佳者，可在睡眠前按摩或热水泡脚。

5. 有发热、腹胀、恶心、呕吐等症状及时告知医务人员，采取物理降温，胃肠减压等。

6. 尽量避免不必要的妇科检查以免引起炎症扩散。

7. 注意加强经期、孕期及产褥期卫生，经期禁止性交。

8. 遵医嘱合理使用抗生素，有不良反应及时告知医务人员。

9. 需要手术治疗者，配合医务人员做好术前准备。

【用药指导】

抗生素

1. 目的　根据细菌培养及药物敏感性实验结果选用抗生

素，清除病原体，控制炎症。

2. 方法　口服或静脉输液。

3. 不良反应　常见不良反应为静注后局部反应；肠炎、恶心、呕吐等消化道反应；过敏反应可见皮疹、瘙痒等。

4. 注意事项　各种抗生素有过敏者慎用。备好抢救物品。

【出院指导】

1. 了解盆腔炎发病原因及预防复发的相关知识。

2. 保证均衡营养饮食，坚持身体锻炼，增加机体抵抗力，预防慢性盆腔炎急性发作。

3. 保持外阴清洁、养成良好的经期及性生活卫生习惯。

4. 积极治疗生殖道炎症，定期开展妇科检查。

5. 连续彻底用药，按时服药，不可自行停药或减量。

6. 安排好日常生活，劳逸结合，避免站立过久、行走过长或过度劳累等诱因，身体不适时随时就诊。

（吴婉华）

第八章

女性生殖系统肿瘤健康教育

第一节 常用化疗药物用药指导

一、顺 铂

1. 作用机制 作用类似烷化剂，干扰 DNA 复制，或与核蛋白及胞浆蛋白结合。

2. 方法 由静脉、动脉或腔内给药，通常采用静脉滴注方式给药。剂量视化疗效果和个人反应而定。

3. 不良反应

（1）骨髓抑制：主要表现为白细胞减少。

（2）胃肠道反应：食欲减退、恶心、呕吐、腹泻等，停药后消失。

（3）肾脏毒性：单次中、大剂量用药后，偶会出现轻微、可逆的肾功能障碍，可出现微量血尿。

（4）神经毒性：一些患者表现的头昏、耳鸣、耳聋、高频听力丧失；少数人表现为球后神经炎、感觉异常，味觉丧失。

（5）过敏反应：出现颜面水肿、喘气、心动过速、低血压、非特异性丘疹类麻疹。

二、卡 铂

1. 作用机制 干扰 DNA 合成，而产生细胞毒作用。

2. 方法

1）静脉滴注或静脉注射。

2）胸腹腔内注射：其剂量高于静脉内给药。

3. 不良反应

（1）骨髓抑制：长期大剂量给药时，血小板、血红蛋白、白细胞减少，一般发生在用药后的 14~21 日，停药后 3~4 周恢复。

（2）胃肠道反应：食欲减退、恶心、呕吐。

（3）神经毒性、耳毒性、脱发及头晕，偶见变态反应。神经毒性是指或趾麻木或麻刺感，有蓄积作用；耳毒性首先发生高频率的听觉丧失，耳鸣偶见。

（4）过敏反应，皮疹或瘙痒，偶见喘鸣，发生于使用后几分钟之内。

三、紫杉醇

1. 作用机制　抑制细胞分裂和增殖，发挥抗肿瘤作用。

2. 方法　静脉滴注。

3. 不良反应

（1）过敏反应：多数为 1 型变态反应，表现为支气管痉挛性呼吸困难，荨麻疹和低血压。几乎所有的反应发生在用药后最初的 10 分钟。可有轻微症状如面色潮红、皮肤反应、心率加快、血压稍降等。也可有严重反应，如血压低、血管神经性水肿、呼吸困难、全身荨麻疹。

（2）骨髓抑制：贫血较常见。

（3）神经毒性：表现为轻度麻木和感觉异常。

（4）胃肠道反应：恶心，呕吐，腹泻和黏膜炎。

四、依托泊苷

1. 作用机制　作用于 DNA 化学结构，产生细胞毒作用。

2. 方法 静脉滴注。

3. 不良反应

1) 骨髓抑制：白细胞和血小板减少，贫血等。

2) 胃肠道反应：恶心，呕吐，食欲缺乏，口腔炎，腹泻；偶有腹痛，便秘。

3) 过敏反应：有时可出现皮疹，红斑，瘙痒等过敏症。

4) 皮肤反应：脱发较明显，有时发展至全秃，但具可逆性。

5) 其他反应：发热，心电图异常，低血压，静脉炎等。

五、吉西他滨

1. 作用机制 破坏细胞复制。

2. 方法 静脉滴注。

3. 不良反应

（1）骨髓抑制：可出现贫血、白细胞降低和血小板减少。

（2）胃肠道反应：出现恶心、呕吐、腹泻等。

（3）肾脏：出现轻度蛋白尿和血尿。

（4）过敏：出现皮诊、瘙痒、支气管痉挛症状。

（5）其他：出现水肿、脱发、嗜睡、腹泻、口腔毒性及便秘。

六、多柔比星

1. 作用机制 嵌入 DNA 而抑制核酸的合成。

2. 方法 缓慢静脉或动脉注射。

3. 不良反应

（1）骨髓抑制：表现为血小板及白细胞减少，多在使用本药后 10 天左右出现。

（2）心脏毒性：可表现为心脏过缓，严重时可出现心力衰竭。

（3）口腔溃疡：可能存在口腔烧灼感的先兆症状。

（4）其他：可见恶心、呕吐、脱发、高热、静脉炎及皮肤色素沉着等症状。

七、甲氨蝶呤（MTX）

1. 作用机制　可抑制四氢叶酸生成，从而干扰 DNA 合成。

2. 方法

（1）肌内注射：0.4mg/（kg·d），连续 5 日，疗程间隔 2 周。

（2）静脉滴注：250mg，维持 12 小时。

3. 不良反应　用药后可能出现胃肠炎、药物性肝炎、肾功能损害、骨髓抑制、皮炎、口腔炎等不良反应。这些不良反应多是可逆的，停药后 3 天可消失。

八、放射菌素 D（Act-D）

1. 作用机制　嵌入 DNA 双螺旋的小沟中，与 DNA 形成复合体，阻碍 RNA 多聚酶的功能，抑制 RNA 的合成，特别是 mRNA 的合成。

2. 方法　静脉滴注，10～12μg/（kg·d），连续 5 日，疗程间隔 2 周。

3. 不良反应　可引起骨髓抑制、胃肠道反应、脱发等。

九、氟尿嘧啶（5-FU）

1. 作用机制　通过抑制胸腺嘧啶核苷酸合成酶而抑制 DNA 的合成。

2. 方法　28～30mg/（kg·d）静脉滴注，连续 8～10 日，疗程间隔两周。

3. 不良反应　骨髓抑制、胃肠道反应、脱发、红斑性皮炎、皮肤色素沉着等。

十、使用化疗药注意事项

1. 有骨髓抑制表现时减少探视，如果白细胞低于 $1×10^9/L$，需进行保护性隔离，谢绝探视。

2. 自觉乏力、头晕时以卧床为主，尽量避免去公共场所，如非去不可，应戴口罩，注意保暖，防止呼吸道感染。保持皮肤清洁，经常擦身换衣服，防止皮肤感染。

3. 注意休息，保持足够睡眠。

4. 进食高蛋白、易消化、富含维生素的食物，注意色香味的调配，多食蔬菜水果。多饮水，保证每天排尿 2000ml 左右，以促进药物排泄，减轻肾脏毒性。

5. 口腔护理　保持口腔清洁，用软毛牙刷；出现口腔溃疡时，忌辛辣或过冷、过热的刺激性食物，进食温凉的流质或软食，少量多餐，进食前后用消毒液漱口。疼痛重时，进食前 15 分钟可用地卡因溶液涂敷溃疡面；化疗后 2 周内，不宜吃容易损伤口腔黏膜的坚果类和油炸食品。

6. 有脱发者可适当化妆修饰，化疗结束后会长出秀发。

7. 如有肢体麻木、复视、尿急、尿频等不良反应告知医务人员。

8. 有些化疗药如吉西他滨，可引起轻度困倦，在用药期间禁止驾驶和操作机器。

第二节　外 阴 癌

【概述】

外阴鳞状细胞癌（squamous cell carcinoma of the vulva）是最常见的外阴恶性肿瘤，占外阴恶性肿瘤 80%～90%，多见于

60 岁以上老年妇女。其他外阴恶性肿瘤还有恶性黑色素瘤、基底细胞癌、前庭大腺癌等。病因目前尚不清楚，可能与 HPV（HPV16、18、31 型）感染、吸烟及慢性非瘤性皮肤黏膜病变相关。

【临床表现】

1. 局部肿物　主要为久治不愈的外阴瘙痒和各种不同形态的肿物，如结节状、菜花状、溃疡状。

2. 疼痛　肿物合并感染或较晚期癌肿向深部浸润，可出现疼痛、渗液和出血。

3. 其他　肿瘤侵犯尿道或直肠时，可出现尿频、尿急、血尿、尿痛、便秘、便血等症状。

【检查指导】

1. 妇科检查

（1）目的：了解病灶部位、大小、与邻近器官关系及双侧腹股沟淋巴结有无增大情况。

（2）注意事项：详见第六章妇科手术健康教育第一节妇科腹部手术中检查指导。

2. 外阴活体组织病理检查

（1）目的：确诊外阴癌。

（2）注意事项：检查前排空膀胱；检查后保持外阴清洁干燥。

【围术期的指导】

外阴癌以手术治疗为主，晚期可辅以放射治疗及化学药物综合治疗。一般的术前准备、注意事项及术后注意事项详见第六章妇科手术健康教育第三节外阴、阴道手术患者健康教育。

1. 术前准备及注意事项

（1）外阴瘙痒：

1）卧床休息，减少摩擦，及时更换内衣裤、床单，保持外阴清洁。

2）每日用温开水清洁外阴及肛周，清洁时禁止用毛巾擦患处，忌用肥皂水或其他刺激性药物擦洗外阴。

（2）疼痛：为减轻外阴部疼痛，必要时可用镇痛药。

（3）练习深呼吸、有效咳嗽、床上翻身等动作以适应术后活动。

2. 术后注意事项

（1）活动：术后平卧、外展、屈膝体位，并在腘窝处垫软枕，以减少腹股沟及外阴部张力，有利于伤口愈合、减轻患者不适感。鼓励上半身及上肢活动，预防压疮。

（2）伤口：外阴伤口术后 5 天开始间断拆线，腹股沟切口术后 7 天拆线。术后第 2 天起，会阴部及腹股沟部可用红外线照射，每天 2 次，每次 20 分钟，促进伤口愈合。

（3）放疗患者的皮肤护理：

1）放射线治疗者的皮肤反应常发生在照射后 8～10 天。轻度损伤表现为皮肤红斑，然后转化为干性脱屑；中度损伤表现为水泡、溃烂和组织皮层丧失；重度损伤表现为局部皮肤溃疡。轻度者可在保护皮肤的基础上继续照射，中重度者应停止放射治疗。

2）注意保持皮肤清洁、干燥，避免感染，勿刺破水泡，可涂 1% 甲紫或用抗生素软膏换药。

【用药指导】

外阴癌的化学药物治疗，用于晚期癌或复发癌的综合治疗。常用的化疗方案有单药顺铂与放疗同时进行。

顺铂：用药指导详见本章第一节常用化疗药用药指导。

【出院指导】

1. 注意调整情绪，保持乐观开朗的心态，使机体免疫系统的功能正常。

2. 要注意自身保暖，避免感寒着凉。

3. 随时复查，外阴根治术后 3 个月需返回医院复诊，全面评估术后恢复情况。

4. 重视随访，外阴癌放疗以后 2 年内复发的患者占 80%，5 年内约占 90%。

5. 随访

（1）随访时间：第一年：1~6 个月每月 1 次，7~12 月每 2 月一次；第 2 年：每三个月 1 次；第 3~4 年每半年 1 次；第 5 年以后每年 1 次。

（2）随访内容：放疗效果、不良反应及有无肿瘤复发征象。

第三节　宫 颈 癌

【概述】

宫颈癌（cervical cancer）是世界范围内女性最常见的第四大肿瘤，也是最容易预防和早期发现的肿瘤。我国每年新增宫颈癌病例约 13.5 万，占全球发病数量的 1/3。原位癌的高发年龄为 30~35 岁，浸润癌为 50~55 岁。目前认为人乳头瘤病毒感染，特别是高危型别的持续性感染，是引起子宫颈癌前病变和宫颈癌的基本原因。

【临床表现】

早期宫颈癌常无症状和明显体征，随着病情发展后期可出现：

1. 阴道流血　早期多为接触性出血，后期则为不规则阴道流血，晚期如侵蚀大血管可引起大出血导致出血性休克。年轻患者也可表现为经期延长，经量增多；老年患者常主诉绝经后不规则阴道流血。

2. 阴道排液　可出现白色或血性、稀薄如水样或米泔样阴道排液，或伴有腥臭味。晚期继发感染时可出现大量脓性或米汤样恶臭白带。

3. 疼痛　疼痛一般出现在晚期患者，多表现为严重持续性腰骶部或坐骨神经痛。表示宫颈旁已有明显浸润。

4. 晚期症状　根据癌灶累及范围出现不同继发性症状。如尿频、尿急、便秘、下肢肿痛等；癌肿压迫或累及输尿管时，可引起输尿管梗阻、肾盂积水及尿毒症；晚期可有贫血、恶病质等全身衰竭症状。

【检查指导】

1. 妇科检查

（1）目的：可扪及宫旁双侧增厚，结节状，质地与癌组织相似，浸润盆腔者形成冰冻骨盆。

（2）注意事项：详见第六章妇科手术健康教育第一节妇科腹部手术中检查指导。

2. 子宫颈刮片细胞学检查

（1）目的：是用于宫颈癌筛查的主要方法，对宫颈癌细胞的检出率高。

（2）注意事项：①如有炎症先治疗，然后再做此检查，以免影响诊断结果；②检查前 24～48 小时内不要冲洗阴道或使用阴道栓剂，也不要做阴道内诊；③检查前 24 小时避免性生活；④检查最好在非月经期进行。

3. 碘试验

（1）目的：可检测子宫颈癌的癌前病变-宫颈上皮内瘤样病变（CIN），识别宫颈病变的危险区。

（2）注意事项：检查前 3 天内要停止阴道冲洗及上药，禁止性生活，亦不能行阴道冲洗及阴道塞药。

4. 阴道镜检查

（1）目的：在阴道镜检查下，选择有病变部位进行宫颈活组织检查，以提高诊断正确率。

（2）注意事项：①检查前 3 天内要停止阴道冲洗及上

药，禁止性生活，亦不能行阴道冲洗及阴道塞药；②向医生提供子宫颈刮片细胞学检查的结果，以帮助判断是否需要活检；③阴道镜检查时间一般宜于月经干净后两周内进行。

5. 宫颈和宫颈管活体组织检查

（1）目的：确诊宫颈癌前期病变及宫颈癌。

（2）注意事项：

1）月经前 1 周及月经期间最好不行检查，以防出血。

2）术前应预先检查白带，确诊没有阴道炎，方可进行活检。

3）检查前，需排空膀胱，取膀胱截石位。

4）取活检的部位可能会出血，应保持会阴部清洁，1 个月内禁止性生活及盆浴。阴道出血多时，应到医院检查治疗。

6. 宫颈锥切术

（1）目的：确诊宫颈病变。

（2）注意事项：

1）手术宜在月经干净后 3~7 天内进行。

2）术后休息 3 日，应用抗生素预防感染。

3）保持会阴部清洁，2 个月内禁止性生活及盆浴。

4）阴道出血多时，应到医院检查治疗。术后 6 周到门诊探查宫颈管有无狭窄。

【围术期的指导】

手术治疗主要用于ⅠA~ⅡA 的早期患者，主要优点是年轻患者可保留卵巢及阴道功能。可根据病情不同选择不同的手术方式，如全子宫切除术、广泛子宫切除术及盆腔淋巴结清扫术等，可行腹腔镜或开腹手术，一般术前准备及术前后注意事项详见第六章妇科手术健康教育第一节妇科腹部手术、第二节腹腔镜手术。

1. 术前准备及注意事项

（1）阴道出血：

1）卧床休息避免劳累，进食高蛋白质、高热量、高维生素、易消化、含铁丰富的饮食，如鸡蛋、瘦肉、猪血、大枣等。

2）勤换会阴垫，保持局部卫生，避免感染。

（2）疼痛：明确诊断后可用止疼药。

2. 术后注意事项

（1）阴道出血：应保持外阴清洁，经常更换卫生巾、内衣裤，保持卫生，避免感染。

（2）尿管：

1）宫颈癌根治术后遵医嘱保留尿管 2 周。保持尿管通畅，并使尿袋低于尿道口水平，防止逆行感染。

2）拔除尿管后多饮水，及时排尿，3 次正常排尿后测膀胱内残余尿量，低于 100ml 为合格，大于 100ml 以上或不能自主排尿的情况下需遵医嘱重新留置尿管。

（3）缓解尿潴留：

1）适量饮水，锻炼自主排尿。

2）进行盆底肌肉训练，试做排尿或排便动作，先慢慢收紧肛门，再收紧阴道、尿道，使盆底肌上提，大腿和腹部肌肉保持放松，每次收缩不小于 3 秒，放松时间 10 秒，连续 10 次，每日 5~10 次。

3）可听流水声；或用温水冲洗会阴区，边冲洗边轻轻按摩膀胱的膨隆处，以缓解尿道括约肌痉挛，增强膀胱逼尿肌功能。

（4）缓解淋巴囊肿：

1）会阴水肿可用硫酸镁湿敷。

2）盆腔积液引流不畅形成囊肿时，可使用芒硝外敷。

3）囊肿偏大时，出现右下腹不适感，同侧下肢水肿及腰腿疼痛，体温升高，应通知医生，给予穿刺引流，预防继发性感染。

【用药指导】

宫颈癌的化疗常见一线抗癌药物有顺铂、卡铂、紫杉醇、吉西他滨等。用药指导见本章第一节。

【出院指导】

1. 鼓励参加社交活动，调整心理状态，保持乐观态度，提高生活质量。

2. 术后避免重体力劳动。根据术后机体康复情况逐渐增加活动量和强度。

3. 性生活要根据疾病恢复情况及复查结果而定，在医生的指导下逐渐恢复。在恢复性生活初期，有的患者会感觉疼痛，或因阴道上皮抵抗力下降，易发生损伤和感染，出现阴道分泌物增多，阴道出血等，出现类似情况应及时就医，以便得到治疗和指导。

4. 随访　治疗后 2 年内应每 3~4 个月复查 1 次；3~5 年内 6 个月复查 1 次；第 6 年开始每年复查 1 次。出现不适症状及时随诊。

第四节　子宫肌瘤

【概述】

子宫肌瘤是女性生殖器官中最常见的良性肿瘤，多见于 30~50 岁妇女，据统计，至少有 20% 育龄妇女有子宫肌瘤。发病原因可能与雌激素有关。小的子宫肌瘤一般无须治疗，有手术指征患者采取手术治疗。

【临床表现】

1. 月经改变　表现为经量增多、经期延长，或不规则子宫出血。

2. 下腹部包块　当肌瘤增大使子宫增大妊娠 12 周妊娠大小时，于下腹正中可触及质硬包块。

3. 压迫症状　随着肌瘤增大，压迫邻近器官出现相应症状。压迫膀胱可引起尿频、尿急、排尿不畅甚至尿潴留；后壁子宫可能引起下腹坠胀或便秘等不适症状。

4. 白带增多　合并感染可致脓血性白带；

5. 疼痛　肌瘤一般不引起疼痛。肌瘤增大压迫盆腔脏器、血管、神经，可出现下腹胀痛或隐痛；

6. 不孕与流产　肌瘤可致不孕，增加流产和早产的发生率。

7. 贫血　长期月经量过多或不规则阴道流血可出现头晕、乏力等贫血表现。

【检查指导】

1. 妇科检查

（1）目的：了解肌瘤大小及位置。

（2）注意事项：详见第六章妇科手术健康教育第一节妇科腹部手术中检查指导。

2. B 型超声检查

（1）目的：鉴别子宫肌瘤形状、数目、部位、大小以及是否压迫其他脏器等。

（2）注意事项：

1）经腹壁检查法，膀胱适度充盈；

2）经阴道检查法，患者取截石位；

3）经直肠检查法，用于未婚女性。

其他详见第六章妇科手术健康教育第一节妇科腹部手术中检查指导。

3. 宫腔镜

（1）目的：确定病变部位并能准确地取材活检，对小的黏膜下肌瘤也可以同时切除。

（2）注意事项：详见第六章妇科手术健康教育第四节宫

腔镜手术中检查指导。

4. 腹腔镜：详见第六章妇科手术健康教育第二节腹腔镜手术中检查指导。

5. 子宫输卵管造影

（1）目的：理想的子宫造影不但可显示黏膜下肌瘤的数目、大小，且能定位。

（2）注意事项：

1）适宜检查时间：月经干净后3~7天内，术前3日禁止性生活；

2）术前排空膀胱。

3）便秘者必要时术前配合灌肠，以使子宫保持正常位置，避免出现外压假象。

【围术期的指导】

按子宫肌瘤种类不同，可能采取腹部手术、腹腔镜、宫腔镜等不同的手术方式，相应术前准备、注意事项及术后注意事项详见第六章妇科手术健康教育。

1. 术前准备及注意事项

（1）腹痛：

1）协助患者取舒适体位，以减轻疼痛并有利于休息，从而减少疲劳感和体力消耗。

2）急性疼痛未明确诊断时，不可随意使用镇痛药物，以免掩盖病情。

（2）白带增多：

1）注意卫生，保持局部清洁。

2）必要时遵医嘱给予会阴冲洗，避免感染。

（3）若巨大肌瘤出现局部压迫症状，应遵医嘱给予导尿，或使用缓泻剂软化粪便，以缓解尿潴留、便秘症状。

2. 术后注意事项

（1）有阴道出血者，应保持外阴清洁，经常更换卫生巾。

（2）饮食指导：进普食后，应加强营养，可选择高蛋白、高维生素、易消化、含铁丰富的饮食。

【用药指导】

1. 雄激素

（1）目的：对抗雌激素，使子宫内膜萎缩；直接作用于子宫平滑肌，使其收缩，减少出血。

（2）方法：口服，肌内注射。

（3）不良反应：可能有男性化体征。

（4）注意事项：用药时间不规律，要牢记用药剂量及使用时间，每月总剂量不能超过 300mg。

2. 促性腺激素释放激素类似物、米非司酮

（1）目的：抑制促性腺激素分泌作用，降低雌二醇到绝经水平，以缓解出血症状，抑制肌瘤生长使其萎缩。

（2）方法：皮下注射，口服。

（3）不良反应：绝经期综合征，如潮热、急躁、出汗、阴道干燥、骨质疏松等。

（4）注意事项：只用于术前辅助治疗，待症状控制、肌瘤缩小后手术，不可长期使用。

3. 补血药

（1）蔗糖铁注射液：

1）目的：纠正缺铁性贫血。

2）方法：静脉输液。

3）不良反应：罕见过敏反应。偶尔会出现下列不良反应：金属味，头痛，恶心，呕吐，腹泻，低血压，痉挛/腿部痉挛，胸痛，嗜睡，呼吸困难，肺炎，咳嗽，瘙痒等。

4）注意事项：谨防静脉外渗漏。如果遇到静脉外渗漏，轻轻涂抹黏多糖软膏或油膏。禁止按摩以避免铁的进一步扩散。

（2）琥珀酸亚铁：

1）目的：缺铁性贫血的预防及治疗。

2）方法：0.1~0.2g，口服，每日3次。

3）不良反应：胃肠道不良反应，如恶心、呕吐、上腹疼痛、便秘等。

4）注意事项：与维生素C、维生素D同服，可增加本品吸收。与磷酸盐、四环素类及鞣酸等同服，可妨碍铁的吸收。勿与浓茶同服，宜饭后服用，可减轻胃肠道局部刺激。

【出院指导】

1. 保守治疗患者每3~6个月随访一次，若肌瘤明显增大或出血量增多甚至出现贫血症状，可考虑手术治疗。

2. 全子宫切除患者全休2个月，子宫肌瘤单纯切除患者全休1个月。

3. 术后禁盆浴及性生活1个月，避免感染。

4. 全子宫切除患者术后2个月门诊复查。单纯肌瘤切除患者术后1个月门诊复查。

5. 术后禁止性生活1~2个月，复查时根据医嘱确定恢复性生活时间。

6. 有阴道出血、腹部不适等随时就诊。

第五节　子宫内膜癌

【概述】

子宫内膜癌（endometrial carcinoma）是指子宫体内膜发生的癌，以腺癌为主，又称宫体癌。子宫内膜癌是女性生殖器官常见的三大恶性肿瘤之一。多见于老年妇女，在欧盟国家每年有81500例妇女患病，内膜癌中位发病年龄是63岁，其中90%以上的患者都超过50岁。近年来发病率有上升的趋势，发病年龄也趋于年轻化。子宫内膜癌的确切病因目前尚不清楚，目前认为子宫内膜癌可能有两种发病机制：一种是雌激素依赖型,另一种是雌激素非依赖性肿瘤。

【临床表现】

1. 阴道流血 主要表现为绝经后的不规则阴道出血,绝经后出血是最典型的症状,量一般不多。未绝经的患者常表现为经量增多、经期延长或月经紊乱。

2. 阴道排液 部分患者可出现水样、浆液性或血性分泌物。晚期合并感染时可出现恶臭脓性白带。

3. 疼痛 晚期因癌组织扩散侵犯周围组织压迫神经时可出现下腹及腰骶疼痛,并向下肢及足部放射。

【检查指导】

1. 妇科检查

(1)目的:了解子宫及宫旁情况。

(2)注意事项:详见第六章妇科手术健康教育第一节妇科腹部手术中检查指导。

2. B 型超声检查

(1)目的:了解子宫大小、宫腔形状、宫腔内有无赘生物、子宫内膜厚度、肌层有无浸润及深度等,为临床诊断及处理提供参考。

(2)注意事项:详见第六章妇科手术健康教育第一节妇科腹部手术中检查指导。

3. 分段诊断性刮宫

(1)目的:获得子宫内膜的组织标本进行病理诊断,病理检查结果是确诊子宫内膜癌的依据。

(2)注意事项:

1)患者排空膀胱后,取截石位。

2)刮宫前 5 天禁止性生活。

3)术后保持外阴部清洁,2 周内禁止性生活及盆浴,按医嘱服用抗生素。

4)按要求到门诊复查了解病理检查结果。

4. 宫腔镜检查

（1）目的：可直接观察宫腔及宫颈管内有无癌灶，及癌灶的大小、部位。直视下取材活检，对局灶型子宫内膜癌的诊断更明确。

（2）注意事项：详见第六章妇科手术健康教育第四节宫腔镜手术。

【围术期的指导】

手术治疗手术目的是切除病灶，进行手术-病理分期，是子宫内膜癌患者首选治疗方法。Ⅰ、Ⅱ期子宫内膜癌的手术可采用传统的开腹手术方式，也可根据条件采用腹腔镜手术；对Ⅲ、Ⅳ期子宫内膜癌应进行个体化治疗。相应术前准备、注意事项及术后注意事项详见第六章妇科手术健康教育第一节妇科腹部手术、第六章第二节腹腔镜手术。

1. 术前准备及注意事项

（1）阴道出血：

1）卧床休息避免劳累，进食高蛋白质、高维生素、易消化、含铁丰富的饮食，如鸡蛋、瘦肉、猪血、大枣等。

2）勤换会阴垫，保持局部卫生，避免感染。

（2）阴道排液：注意个人卫生，勤换会阴垫，保持外阴部清洁干燥。

（3）疼痛：明确诊断后遵医嘱用止疼药。

2. 术后注意事项

（1）阴道出血：术后6~7天阴道残端感染可致残端出血，应保持外阴清洁，经常更换卫生巾、内衣裤，保持卫生，避免感染。指导患者减少活动。

（2）放射治疗：需盆腔化疗的患者，先灌肠并留置尿管，以保持直肠、膀胱处于空虚状态，避免放射性损伤。腔内置入放射源时，绝对卧床；取出放射源后，逐渐下床活动。

【用药指导】

1. 化疗药物：为辅助治疗方法之一，适用于晚期不能手术或抗癌治疗后复发的患者。常用的化疗药物有顺铂、多柔比星、紫杉醇、依托泊苷等，可单独使用也可联合应用，也可与孕激素合用。

用药指导见本章第一节常用化疗药物用药指导。

2. 孕激素治疗　多用于晚期、复发患者及少数年轻未生育者的保守治疗。

（1）目的：延缓 DNA 和 RNA 复制，抑制癌细胞生长。

（2）方法：口服、肌内注射。口服醋酸甲羟孕酮 200～400mg/d；乙酸孕酮 500mg，肌内注射每周 2 次。

（3）不良反应：长期使用可有水钠潴留、水肿或药物性肝炎等副作用，停药后即可恢复。

（4）注意事项：用药剂量大，至少应用 12 周以上才能评定疗效，要有耐心配合治疗。

【出院指导】

1. 饮食指导　进食有营养、清淡、易消化的食物，少食多餐，改善营养状况。

2. 定期复查　完成治疗后定期做盆腔检查、阴道细胞学检查，了解疾病的发展情况。根据个人情况遵医嘱确定恢复性生活时间。

3. 活动指导　根据术后身体恢复情况适当逐渐增加日常活动。

4. 随访　治疗后应密切定期随访，争取及早发现有无复发，约 75%～95% 复发是在术后 2～3 年内。

（1）随访时间：一般术后 2 年内，每 2～3 个月 1 次，术后 3～5 年每 3～6 个月 1 次，5 年后 1 年一次。

（2）随访内容：常规随访应包括详细病史（包括任何新的症状）、盆腔的检查、阴道细胞学涂片、胸片（6 月～1

年)、血清 CA125 检测及血常规、血清检查等，必要时可作 CT 及 MRI 检查。

第六节　卵巢肿瘤

【概述】

卵巢肿瘤（ovarian tumor）是女性生殖器官常见的肿瘤，在各个年龄均可发病。良性肿瘤早期患者通常无明显症状，多在查体时偶然发现。卵巢恶性肿瘤是女性生殖器常见的三大肿瘤之一。卵巢上皮性肿瘤为最常见的卵巢肿瘤，占原发性卵巢肿瘤 50%~70%，占卵巢恶性肿瘤 85~90%。卵巢上皮性肿瘤病因尚不明确。有学者提出持续排卵的假说。目前研究认为 5%~10%的卵巢上皮癌有家族史或遗传史。

【临床表现】

1. 卵巢良性肿瘤

（1）早期肿瘤较小，多无症状，常在妇科检查时偶然发现。

（2）当肿瘤增大时，常感腹胀或腹部扪及肿块，边界清楚。若肿瘤长大占据盆、腹腔时，可出现压迫症状，如尿频、便秘、气急、心悸等。

（3）肿块多为囊性，表面光滑，活动，与子宫无粘连。

2. 卵巢恶性肿瘤

（1）早期多无症状。

（2）晚期主要症状为腹胀、腹部肿块、腹水及其他消化道症状。部分患者可有消瘦、严重贫血等恶病质表现。

（3）肿瘤若向周围组织浸润或压迫神经，可引起腹痛、腰痛或下肢疼痛；若压迫盆腔静脉，出现下肢水肿；若为功能性肿瘤，产生相应的雌激素或雄激素过度症状。

（4）肿块为实性或囊实性，表面凹凸不平，活动差，与子宫分界不清，常伴有腹腔积液。

【检查指导】

1. 影像学检查

（1）目的：

1）B 型超声检查：了解肿瘤的部位、大小、形态，囊性或实性。

2）腹部 X 线摄片：卵巢畸胎瘤可显示牙齿、骨质及钙化囊壁，可明确诊断。

3）MRI 检查：可显示肿块及肿块与周围的关系。

4）CT 检查：可判断周围侵犯及远处转移情况。

（2）注意事项：详见第六章妇科手术健康教育第一节妇科腹部手术中检查指导。

2. 肿瘤标志物

（1）目的：抽血查不同的肿瘤标志物，判断肿瘤的种类及良恶性。

1）血清 CA125：是目前被认为对卵巢上皮性肿瘤较为敏感的肿瘤标记物。

2）血清 AFP：对卵黄囊瘤有特异性诊断价值。

3）血清 hCG：对非妊娠性卵巢绒癌有特异性。

4）血清 HE4：目前推荐与 CA125 联合应用来判断盆腔肿块的良、恶性。

（2）注意事项：详见第六章妇科手术健康教育第一节妇科腹部手术检查指导实验室检查中注意事项。

3. 腹腔镜检查

（1）目的：可直接观察肿块外观和盆腔、腹腔及横膈等部位。

（2）注意事项：详见第六章妇科手术健康教育第二节腹腔镜手术中检查指导。

4. 细胞学检查

（1）目的：抽取腹腔积液或腹腔冲洗液和胸腔积液找癌

细胞，可进一步确定Ⅰ期患者的临床分期。

（2）注意事项：检查前排空膀胱；医生操作时勿移动身体；如要咳嗽时提前告知医务人员。检查过程中如有不适通知医务人员。

【围术期的指导】

手术可采取腹腔镜和（或）开腹手术，卵巢良性肿瘤常采用腹腔镜手术，恶性肿瘤多使用开腹手术。相应术前准备、注意事项及术后注意事项详见第六章妇科手术健康教育第一节妇科腹部手术、第二节腹腔镜手术。

1. 术前准备及注意事项

（1）腹部肿块：

1）巨大肿块时应每天测空腹体重及腹围，了解肿块增长速度。

2）巨大肿块出现局部压迫致尿、便不畅时，给予导尿，用缓泻剂软化粪便。

（2）发生蒂扭转：

1）取舒适体位，以减轻疼痛并有利于休息，从而减少疲劳感和体力消耗。

2）呕吐时坐起或侧卧，头偏向一侧，以免误吸，吐闭漱口，开窗通风。

（3）发生感染取半坐卧位，减少炎症扩散。

（4）腹水：

1）取舒适体位，大量腹水时可取半卧位，使膈肌下降，有利于呼吸。

2）低盐饮食，补充白蛋白。

3）腹腔穿刺前排空膀胱，以免穿刺时损伤膀胱。

4）腹腔穿刺过程中有头晕、恶心、心悸、呼吸困难等症状及时告知医务人员。

5）大量放腹水后需束以腹带，以防腹压骤降，内脏血管扩张而引起休克。

2. 术后注意事项

（1）阴道出血：应保持外阴清洁，经常更换卫生巾、内裤，保持卫生，避免感染。

（2）预防血栓：穿着抗血栓弹力袜以促进下肢静脉的回流，预防血栓的发生，注意保持弹力袜平整。

（3）辅助治疗：卵巢恶性肿瘤术后医生会应根据组织学类型、细胞分化程度、手术病理分期和残余灶大小决定是否行辅助性治疗，化疗是主要的辅助治疗。做好接受化疗的心理准备。

【用药指导】

常见化疗药有顺铂、卡铂、紫杉醇、依托泊苷等。用药指导见本章第一节常用化疗药用药指导。

【出院指导】

1. 遵医嘱坚持治疗，良性肿瘤术后 1 个月复查。

2. 注意饮食合理搭配，少食辛辣、盐腌、油炸食物，多吃蔬菜水果。

3. 劳逸结合，避免重体力劳动。

4. 保持会阴清洁，勤换内裤。

5. 出院期间如出现腹痛、腹泻、阴道出血、异常分泌物及发热、乏力应立即就医。

6. 卵巢肿瘤患者术后不宜马上进行性生活，根据恢复情况确定性生活的恢复时间。

7. 化疗患者注意口腔卫生，使用软毛刷清洁口腔。预防便秘，保持大便通畅。

8. 化疗患者在治疗期间，需定期复查血常规、尿常规、肝肾功能、肿瘤标记物、心电图等。

9. 随访　卵巢恶性肿瘤易复发，需长期随访与监测。

（1）随访时间：在治疗后第 1 年，每 3 个月随访一次；第

2 年后每 4~6 个月一次；第 5 年后每年随访一次。

（2）随访内容：包括症状、体征、全身及盆腔检查及 B型超声检查等。

（王思齐）

第九章

妊娠滋养细胞疾病健康教育

第一节　葡　萄　胎

【概述】

葡萄胎也称水泡状胎块（hydatidifbrm mole），是因妊娠后胎盘绒毛滋养细胞增生、间质水肿，而形成大小不一的水泡，水泡间借蒂相连成串，形如葡萄状，故名葡萄胎。

葡萄胎分为完全性葡萄胎和部分性葡萄胎两类，大多数为完全性葡萄胎。部分性葡萄胎的发生率远低于完全性葡萄胎。营养状况与社会经济因素、年龄、既往葡萄胎史、流产和不孕症可能是完全性葡萄胎的高危因素。部分性葡萄胎的发生可能与口服避孕药和不规则月经有关。

【临床表现】

1. 完全性葡萄胎

（1）停经后阴道流血：为最常见的症状。停经时间 8~12 周开始有不规则阴道流血，量多少不定，时出时停，反复发作，逐渐增多。

（2）子宫异常增大、变软：半数以上葡萄胎患者的子宫大于停经月份，质地变软，并伴有血清 hCG 水平异常升高。

（3）腹痛：为阵发性下腹痛，疼痛可忍受，常发生于阴道流血之前。若发生卵巢黄素囊肿扭转或破裂，可出现急腹痛。

（4）妊娠呕吐：多发生于子宫异常增大和 hCG 水平异常升高者，一般出现时间较正常妊娠早，且症状严重、持续时间长。

（5）妊娠期高血压疾病征象：多发生于子宫异常增大者，出现时间较正常妊娠早，在妊娠 24 周前可出现高血压、水肿和蛋白尿，且症状严重，容易发展为子痫前期。

（6）卵巢黄素化囊肿：一般无症状。常在水泡状胎块清除后 2~4 个月自行消退。

（7）甲状腺功能亢进征象：约 7% 的患者可出现轻度甲状腺功能亢进症状，如心动过速、皮肤潮湿和震颤，但突眼少见。

2. 部分性葡萄胎可有完全性葡萄胎的大多数症状，但程度较轻。一般无腹痛，不伴卵巢黄素化囊肿。在临床上也可表现不全流产或过期流产。

【检查指导】

1. 妇科检查

（1）目的：了解子宫情况，子宫可大于停经月份、质地较软，腹部检查扪不到胎体。

（2）注意事项：详见第六章妇科手术健康教育第一节妇科腹部手术中检查指导。

2. B 型超声检查

（1）目的：辅助诊断葡萄胎。

（2）注意事项：详见第六章妇科手术健康教育第一节妇科腹部手术中检查指导。

3. 多普勒胎心测定

（1）目的：了解是胎体情况，只能听不到胎心音，只能听到子宫血流杂音。

（2）注意事项：无。

4. 绒毛膜促性腺激素 （hCG）

（1）目的：辅助诊断葡萄胎。hCG 处于高值范围且持续不降或超出正常妊娠水平。

（2）注意事项：抽血检查，详见第六章妇科手术健康教育第一节妇科腹部手术检查指导实验室检查中注意事项。

【围术期的指导】

葡萄胎一经临床诊断，应及时清除宫腔内容物，一般采用吸宫术。若黄素化囊肿蒂扭转且卵巢血液循环发生障碍应手术切除患侧卵巢，若行腹部手术，相应健康教育详见第六章妇科手术健康教育第一节妇科腹部手术。

1. 术前准备及注意事项

（1）阴道流血：

1）若有水泡状组织排出物，应及时告知医务人员。

2）若阴道大量出血，应卧床休息，通知医务人员。

3）预防感染，保持整洁。更换卫生巾或在床单上铺垫一次性检查单，并随时更换，保持会阴部清洁，避免逆行感染。

4）严重贫血患者，应注意安全，下床活动时有人协助，防止跌倒。

（2）妊娠呕吐：

1）进食清淡、富有营养、适合口味的食物，并少量多餐。

2）保持口腔卫生，每次呕吐后要漱口。

3）保持病房内清洁、空气清新，消除可能引起呕吐的因素，必要时，遵医嘱给予镇静药。

（3）吸宫术术前排空膀胱。

2. 术后注意事项

（1）待麻醉完全清醒后即可进食水、下床活动。

（2）进食高蛋白、富含维生素 A、易消化的饮食。

（3）适当活动，保证睡眠时间及质量，改善机体免疫功能。

（4）保持会阴部清洁，勤换洗内裤。

（5）葡萄胎清宫不易一次刮吸干净，1周后行第二次刮宫。

【出院指导】

1. 注意调整情绪，保持乐观开朗的心态，使机体免疫系统的功能正常。

2. 要注意自身保暖，避免感寒着凉。

3. 饮食　宜使用高蛋白、富含维生素 A、易消化的饮食。

4. 保持室内空气清新及外阴清洁，勤换洗内裤。

5. 每次清宫术后禁止性生活及盆浴 1 个月以防感染。

6. 随访期间，必须严格避孕一年。避孕首选避孕套，一般不用宫内节育器。

7. 随访　葡萄胎的恶变率约 10%~25%，要重视随访。

（1）hCG 定量测定：葡萄胎清宫后每周检测一次，直至连续 3 次阴性，然后每月一次至少持续半年，此后再每 2 月一次共 6 次，自第一次阴性后共计 1 年。

（2）在随访 hCG 的同时，还应随访患者的月经是否规律、有无阴道异常流血、有无咳嗽、咯血及其他转移灶症状。有病情变化应随时就诊。

（3）定期做妇科检查、盆腔 B 型超声及 X 线胸片检查。

第二节　妊娠滋养细胞肿瘤

【概述】

妊娠滋养细胞肿瘤（gestational trophoblastic tumor，GTT）是恶性妊娠滋养细胞疾病，包括：侵蚀性葡萄胎（invasive mole）、绒癌（choriocarcinoma）以及罕见的胎盘部位滋养细胞肿瘤。

侵蚀性葡萄胎是指葡萄胎组织侵入子宫肌层或转移至子宫

以外的疾病，全部继发于葡萄胎妊娠，一般认为有 5%～20%
的葡萄胎可发展成侵蚀性葡萄胎，大多数侵蚀性葡萄胎发生在
葡萄胎清除后 6 个月内，恶性程度一般不高，预后较好。

　　绒毛膜癌是滋养细胞疾病中恶性程度最高的一种，患者多
为育龄妇女，也可发生于绝经后妇女，其中 50% 继发于葡萄
胎，少数发生于足月产、流产及异位妊娠后。在化疗药问世之
前，绒癌的死亡率高达 90% 以上。随着诊断技术及化疗的发
展，绒癌患者的预后已得到极大的改善。

　　妊娠滋养细胞肿瘤的病因尚不清楚，可能与卵子的异常受
精有关。发病率在东南亚最高，欧美地区较低。

　　【临床表现】

　　1. 无转移滋养细胞肿瘤　大多数继发于葡萄胎妊娠。

　　（1）阴道流血：在葡萄胎排空、流产或足月产后，有持
续的不规则阴道流血，量多少不定。也可表现为一段时间的正
常月经后再停经，然后又出现阴道流血。长期阴道流血者可继
发贫血。

　　（2）子宫复旧不全或不均匀性增大：常在葡萄胎排空后
4～6 周子宫尚未恢复到正常大小，质地偏软。也可受肌层内病
灶部位和大小的影响，表现出子宫不均匀性增大。

　　（3）卵巢黄素化囊肿：由于 HCG 的持续作用，在葡萄胎
排空、流产或足月产后，两侧或一侧卵巢黄素化囊肿可持续
存在。

　　（4）腹痛：一般无腹痛，但当子宫病灶穿破浆膜层时可
引起急性腹痛及其他腹腔内出血症状。若子宫病灶坏死继发感
染也可引起腹痛及脓性白带。黄素化囊肿发生扭转或破裂时也
可出现急性腹痛。

　　（5）假孕症状：由肿瘤分泌的 HCG 及雌、孕激素的作
用，表现为乳房增大，乳头及乳晕着色，甚至有初乳样分泌，
外阴、阴道、宫颈着色，生殖道质地变软。

2. 转移性滋养细胞肿瘤　大多为绒癌，肿瘤主要经血行播散，转移发生早而且广泛。最常见的转移部位是肺（80%），其次是阴道（30%），以及盆腔（20%）、肝（10%）和脑（10%）等，各转移部位症状的共同特点是局部出血。

（1）肺转移：通常无症状，仅通过 X 线胸片或肺 CT 做出诊断。典型表现为胸痛、咳嗽、咯血及呼吸困难。这些症状常呈急性发作，但也可呈慢性持续状态达数月之久。在少数情况下，可因肺动脉滋养细胞瘤栓形成，造成急性肺梗死，出现肺动脉高压、急性肺功能衰竭及右心衰竭。

（2）阴道转移：转移灶常位于阴道前壁及穹隆，呈紫蓝色结节，破溃时引起不规则阴道流血，甚至大出血。一般认为系宫旁静脉逆行性转移所致。

（3）肝转移：为不良预后因素之一，多同时伴有肺转移。多数无转移相关症状，也可表现上腹部或肝区疼痛、黄疸等，若病灶穿破肝包膜可出现腹腔内出血，导致死亡。

（4）脑转移：预后凶险，为主要的致死原因。一般同时伴有肺转移和（或）阴道转移。转移初期多无症状。脑转移的形成可分为 3 个时期：

1）瘤栓期：可表现为一过性脑缺血症状如猝然跌倒、暂时性失语、失明等。

2）脑瘤期：出现头痛、喷射样呕吐、偏瘫、抽搐直至昏迷。

3）脑疝期：颅内压不断升高，脑疝形成，压迫生命中枢、最终死亡。

（5）其他转移：包括脾、肾、膀胱、消化道、骨等，其症状视转移部位而异。

【检查指导】

1. 血清绒毛膜促性腺激素（HCG）测定

（1）目的：诊断妊娠滋养细胞肿瘤。

（2）注意事项：抽血检查，详见第六章妇科手术健康教育第一节妇科腹部手术检查指导中实验室检查。

2. B 型超声检查

（1）目的：诊断子宫原发病灶。

（2）注意事项：详见第六章妇科手术健康教育第一节妇科腹部手术中检查指导。

3. X 线胸片

（1）目的：明确是否发生肺转移。

（2）注意事项：详见第六章妇科手术健康教育第一节妇科腹部中检查指导。

4. CT 和核磁共振检查

（1）目的：CT 可发现肺部和脑、肝等部位是否有转移灶，核磁共振可了解脑、腹腔和盆腔病灶。

（2）注意事项：详见第六章妇科手术健康教育第一节妇科腹部手术中检查指导。

【专科指导】

1. 阴道转移　尽量卧床休息阴道出血异常增多及时通知医务人员。

2. 肺转移　呼吸困难是取半卧位；大量咯血时取头低患侧卧位，保持呼吸道通畅，并及时通知医务人员。

3. 脑转移　尽量卧床休息，起床时需要人陪伴，以防瘤栓期的一过症状发生造成意外损伤。

4. 化疗期间

（1）用药的过程中有任何不适，如发热、出血、疼痛、皮疹等症状及时通知医务人员。

（2）多进食高蛋白、高热量、高维生素、易消化的软性食物，克服呕吐等胃肠道反应，尽量增加营养的摄入，以增加机体的抵抗力。

（3）多饮水，以增加药物毒素的排泄，减少药物的毒性，减轻口腔及消化道黏膜的刺激。

（4）注意休息，减少消耗。

5. 化疗后指导

（1）清淡饮食，少食多餐，保证营养成分的摄入，不宜食用坚果类或油炸类食品。

（2）多饮水，减少药物的肾毒性。

（3）若出现呕吐剧烈或其他不适症状时及时同时医务人员。

（4）保持口腔清洁，预防口腔炎症。

（5）脱发前可将头发剪短或剃掉并准备适合自己的假发。

【围术期指导】

无生育要求、无转移患者在初次治疗时可选择子宫切除术，相应健康教育详见第六章妇科手术健康教育第一节妇科腹部手术。

【用药指导】

常用的一线化疗药物有甲氨蝶呤（MTX）、放射菌素 D（Act-D）、氟尿嘧啶（5-FU）等。使用方法、不良反应及注意事项详见本章第一节常见化疗药用药指导。

【出院指导】

1. 术后阴道可能有少量血性分泌物，需保持会阴部的清洁以防感染。

2. 术后除忌生、冷、刺激性食物外可适当进高蛋白、高维生素、易消化饮食。鼓励多进食，以增加机体抵抗力。

3. 术后到正常月经来潮前禁止性生活及盆浴，以免发生感染。

4. 一周后查询病理结果。

5. 注意休息，不过分劳累，阴道转移者应卧床休息，以免引起破溃大出血。

6. 化疗结束后的 7～10 天是机体抵抗力最低下的时候，应该注意避免感染，尽量少去人员密集的公共场所，家属尽量减少探望。应加强室内通风。一旦发生高热时应及早就诊。

7. 随访

（1）随访时间：治疗结束后应严密随访，第 1 次在出院后 3 个月，然后每 6 个月 1 次至 3 年，此后每年 1 次直至 5 年，以后每 2 年 1 次。

（2）随访内容：同葡萄胎。

（3）随访期间应严格避孕，一般于化疗停止 ≥12 个月后方可妊娠。

（王思齐）

第十章

女性生殖内分泌疾病健康教育

第一节　功能失调性子宫出血

【概述】

功能失调性子宫出血（dysfunctionaluterinebleeding，DUB）简称功血，是由下丘脑-垂体-卵巢轴功能失调引起的异常子宫出血。按发病机制可分无排卵性和排卵性功血两大类，前者占70%~80%，多见于青春期和绝经过渡期妇女；后者占20%~30%，多见于育龄妇女。无排卵型功血主要包括青春期型功血、绝经过渡期功血、生育期无排卵功血。排卵型功血主要与黄体功能不足和子宫内膜不规则脱落有关。

【临床表现】

（一）无排卵型功血

常见的症状是子宫不规则出血，出血量多少与持续及间隔时间均不定，有的仅表现为经量增多、经期延长。大量出血时，可造成严重贫血。

（二）排卵型功血

1. 黄体功能不足者表现为月经周期缩短，月经频发。

2. 子宫内膜不规则脱落表现为月经周期正常，但经期延长，多达9~10天，且出血量多，后几天常常表现为少量淋漓不断出血。

（三）其他常见症状

1. 不规则子宫出血　多发生于青春期和更年期妇女，其出血特点是月经周期紊乱，经期延长，血量增多，出血时间、出血量及间隔时间都不规律，往往在短时间的闭经后，发生子宫出血。

2. 月经过频　出血时间和出血量可能正常，但月经周期缩短，一般少于 21 天，可以发生于各种年龄的妇女。

3. 月经过多　一是经血量多，尤其第 2 天或第 3 天更多，伴有血块，1 次月经失血总量达 500~600ml，周期正常。二是经期延长，需 10~20 天经血方可干净，经量不一定多。

4. 月经间期出血　两次月经期中间出现子宫出血，流血量少，常不被注意，多发生于月经周期的 12~16 天，持续 1~2 小时至 1~2 天，很少达到月经量。常被认为是月经过频。

5. 绝经期后子宫出血　闭经 1 年以后，又发生子宫出血，出血量少，点滴而行，但由于绝经期后子宫恶性肿瘤发病率高，故应到医院检查排除恶性肿瘤的可能性。

【检查指导】

1. 妇科检查详见第六章妇科手术健康教育第一节妇科腹部手术中检查指导。

2. 诊断性刮宫

（1）目的：止血同时能明确子宫内膜病理诊断。

（2）注意事项：于月经前 3~7 天或月经来潮 6 小时（不超过 12 小时）内刮宫，以确定排卵或黄体功能。有排卵型功血者应在月经第 5~6 日进行，不规则流血者可随时进行刮宫。

3. 基础体温测定

（1）目的：测定排卵时间。

（2）注意事项：在每天早晨醒后，不起床，最好在同一时间段量体温。一般情况下排卵时体温稍下降，排卵后体温上升，一直持续到下次月经来潮，再恢复到原来的体温水平。

4. 激素测定

（1）目的：确定有无排卵。

（2）注意事项：月经来潮后第 3～5 天，空腹抽血检查，效果最为精准。不孕不育或闭经，长期不来月经者，可在任何时间检查，空腹最佳。

【专科指导】

1. 增加营养，进食高蛋白、高维生素、富含铁的食物，如猪肝、豆角、蛋黄、胡萝卜等。

2. 注意睡眠，保证休息，适当锻炼，增强体质，避免过度疲劳和剧烈运动。出血较多者应卧床休息。

3. 保留出血期间使用的会阴垫及内裤，以便更准确地估计出血量。

4. 自我观察月经周期、经量、经期、有无痛经等情况。

5. 做好会阴部护理，保持清洁，预防感染。有感染征象者，及时就医，遵医嘱进行抗生素治疗。

【用药指导】

1. 性激素

（1）目的：止血和调节月经周期。

（2）用法：口服。

（3）不良反应：口服大剂量雌激素，可有恶心、呕吐等。

（4）注意事项：

1）按时按量服用，不得随意停服或漏服。

2）药物减量必须按医嘱规定在血止后才能开始，每 3 天减量一次，每次减量不得超过原剂量的 1/3，直至维持量。

3）维持量服用时间，通常按停药后发生撤退性出血的时间与上一次行经时间相应考虑。

4）在治疗期间如出现不规则阴道流血应及时就诊。

5）应该饭后、睡前服用。

2. 抗生素

（1）目的：预防、控制感染。

（2）方法：口服或静脉输液。

（3）不良反应：少数情况下发生过敏反应；毒性反应。

（4）注意事项：输液时如有不适，如胸闷，恶心，皮疹等，及时告知医护人员。

第二节 围绝经期综合征

【概述】

围绝经期（perimenopausalperiod）是妇女自生殖年龄过渡到无生殖能力年龄的生命阶段，包括从出现与卵巢功能下降有关的内分泌、生物学和临床特征起，至最后一次月经后一年。绝经综合征（climacteric syndrome，menopausal syndrome，MPS）指妇女绝经前后出现的一系列绝经相关症状。主要病因包括：

1. 内分泌因素 卵巢功能减退，血中雌孕激素水平降低，使正常的下丘脑-垂体-卵巢轴之间平衡失调，影响了植物神经中枢及其支配下的各脏器功能，从而出现一系列植物神经功能失调的症状。

2. 神经递质 下丘脑某些神经递质与潮热的发生有明显的相关性。5-羟色胺（5-HT）对内分泌、心血管、情感和性生活等均有调节功能。

3. 种族、遗传因素 孪生姐妹围绝经期综合征开始时间完全相同，症状和持续时间也极相近。个体人格特征、神经类型、文化水平、职业、社会人际、家庭背景等与围绝经期综合征发病及症状严重程度有关。

【临床表现】

1. 月经改变最早出现。月经频发、稀发、不规则子宫出血、闭经。

2. 全身症状

（1）阵发性潮热、出汗、伴头痛、头晕、心悸、胸闷、恶心等。

（2）思想不集中、易激动、失眠、多虑、抑郁等精神神经症状。性欲改变。

（3）泌尿道、生殖器官不同程度萎缩。

（4）乳房下垂、萎缩、尿频、尿失禁等。

（5）骨质疏松、腰背痛、易骨折。

【检查指导】

1. 妇科检查详见第六章妇科手术健康教育第一节妇科腹部手术中检查指导。

2. 诊断性刮宫

（1）目的：确诊器质性病变，治疗围绝经期异常阴道流血。

（2）注意事项：

1）刮宫前5天禁止性生活。

2）检查前排空膀胱，检查时取截石位。

3）术后保持外阴部清洁，2周内禁止性生活及盆浴，按医嘱服用抗生素。

4）一周后到门诊复查了解病理检查结果。

3. 血液检查

1）目的：通过血促卵泡激素（FSH）和黄体生成素（LH）等激素值测定，了解卵巢功能状况。血常规、血小板计数、出凝血时间、异常血细胞等检查，了解贫血程度及有无出血倾向。血脂检查了解胆固醇增高情况。

2）注意事项：激素测定采血前最好空腹，其他注意事项详见第六章妇科手术健康教育第一节妇科腹部手术检查指导中实验室检查。

4. 尿常规、细菌学检查、膀胱镜检查

1）目的：排除泌尿系病变。

2）注意事项：尿标本采集排尿时，弃去前段尿，留取清洁中段尿。月经期不宜留取尿标本；会阴部分泌物过多时，应先清洁后再收集。在急性膀胱炎时，忌行膀胱镜检查。

【专科指导】

1. 保持情绪稳定，心情舒畅。

2. 补充充足的蛋白质，以减慢骨质丢失；适当的摄取钙和维生素 D，将减少因雌激素降低所致的骨质疏松。

3. 规律的运动如散步、骑自行车等可促进血液循环，维持肌肉良好的张力，延缓老化速度，还可刺激骨细胞的活动，延缓骨质疏松症发生。

4. 安排好规律的生活或工作，劳逸结合，正确对待性生活。

5. 长期接受激素治疗者，定期随访，接受指导，调整药量，以寻求个体最佳用量，防止不良反应。如有异常子宫出血者，建议做诊断性刮宫排除子宫内膜病变。

【用药指导】

性激素

1. 目的　缓解绝经相关症状，预防绝经后骨质疏松。

2. 方法　口服。

3. 不良反应　雌激素剂量过大时可引起乳房胀痛、白带多、阴道出血、头疼、水肿或色素沉着等。孕激素不良反应包括抑郁、易怒、乳腺痛和水肿。雄激素有发生高血脂、动脉粥样硬化、血栓栓塞性疾病危险，大量应用出现体重增加、多毛及痤疮。有子宫的妇女长期单独应用雌激素，可能增加子宫内膜癌病变及乳腺癌的风险。

4. 注意事项　口服大剂量雌激素，可见恶心、呕吐等不良反应，应饭后、睡前服用。

（张　波）

第十一章

妇科其他疾病健康教育

第一节　子宫内膜异位症

【概述】

子宫内膜异位症（endometriosis），简称内异症，是指具有生长功能的子宫内膜组织（腺体和间质）出现在子宫腔被覆内膜及宫体肌层以外的其他部位。是生育年龄妇女最常见的疾病之一。多见于 25～45 岁的生育年龄妇女，发病率为 10%～15%。近年来，其发病率有明显升高趋势。内异症患者不孕率高达 50%，受孕者约 40% 发生自然流产。异位子宫内膜来源至今尚未完全阐明。

【临床表现】

内异症的临床表现因人和病变部位的不同而多种多样，症状特质与月经周期密切相关。约 25% 的患者无任何症状。

1. 痛经和慢性盆腔痛　疼痛是本病的主要症状。继发性痛经、进行性加重是内异症的典型症状。也有腹痛时间与月经不同步，少数患者长期下腹痛，形成慢性盆腔痛，至经期加剧。

2. 性交痛　约 30% 患者可出现性交痛。多见于直肠子宫陷凹有异位病灶或因局部粘连使子宫后倾固定者。性交时碰撞或子宫收缩上提而引起疼痛，一般表现为深部性交痛，月经来潮前性交痛最明显。

3. 月经异常　15%～30% 患者有经量增多、经期延长或月经淋漓不尽。

4. 不孕　子宫内膜异位症患者常伴有不孕，不孕率高达50%，其中20%患者有中度以上病变。

5. 急腹痛　卵巢子宫内膜异位囊肿出现小的破裂会造成一过性的下腹部或盆腔深部疼痛。如出现大破裂时，可引起突发性剧烈腹痛，伴恶心、呕吐和肛门坠胀。

6. 其他特殊症状　盆腔外任何部位有异位内膜种植生长时均可在局部出现周期性疼痛、出血和肿块。

（1）肠道内异症：腹痛、腹泻、便秘或周期性少量便血，严重者可因肿块压迫肠腔而出现肠梗阻症状。

（2）膀胱内异症：常在经期出现尿痛、尿频和血尿，但多被痛经症状掩盖而被忽视。

（3）输尿管内异症：引起输尿管狭窄、阻塞，出现腰痛和血尿，甚至形成肾盂积水和继发性肾萎缩。

（4）呼吸道内异症：出现经期咯血及气胸。

（5）瘢痕内异症：出现瘢痕处结节于经期增大，疼痛加重。

【检查指导】

1. 妇科检查

（1）目的：了解子宫位置、活动度及是否有压痛、肿物等。

（2）注意事项：详见第六章妇科手术健康教育第一节妇科腹部手术中检查指导。

2. 腹腔镜检查

（1）目的：是目前诊断内异症的最佳方法。

（2）注意事项：详见第六章妇科手术健康教育第二节腹腔镜手术中检查指导。

3. 实验室检查

（1）目的：

1）血清卵巢癌相关抗原（CA125）值测定：监测异位内膜病变活动情况，监测疗效和复发较诊断更有临床价值，治疗有效时 CA125 降低，复发时又增高。

2）抗子宫内膜抗体：是子宫内膜异位症的标志抗体。

（2）注意事项：详见第六章妇科手术健康教育第一节妇科腹部手术中检查指导。

4. 影像学检查

（1）目的：

1）B 型超声检查：鉴别卵巢子宫内膜异位囊肿和阴道直肠阴道隔内异位症。

2）盆腔 CT、磁共振成像（MRI）：对盆腔子宫内膜异位症诊断与 B 型超声有相同诊断价值。

（2）注意事项：详见第六章妇科手术健康教育第一节妇科腹部手术中检查指导。

【围术期指导】

开腹手术、腹腔镜手术是本病的常用治疗方法。相应术前准备、注意事项及术后注意事项详见第六章妇科手术健康教育第一节妇科腹部手术、第七节腹腔镜手术。

【用药指导】

1. 口服避孕药

（1）目的：可导致异位内膜萎缩，缓解痛经和减少经量。

（2）方法：常用孕激素和炔雌醇复合制剂，每日 1 片，连续应用至少 6 个月。

（3）不良反应：较轻，常见的有恶心、乳房胀痛、体重、情绪改变和点滴出血等。

（4）注意事项：患急性肝炎、肾炎、心脏病、高血压、子宫肌瘤等患者，不宜服用。

2. 孕激素类

（1）目的：引起子宫内膜组织的蜕膜化，继而导致内膜萎缩和闭经。

（2）方法：常用甲羟孕酮 30mg/d，连续 6 个月。

（3）不良反应：有阴道不规则出血、恶心、乳房胀痛、液体潴留、体重增加等，停药后月经恢复。

（4）注意事项：有严重肝功能损害，有高钙血症倾向的患者也应禁用。

3. 促性腺激素释放激素激动剂（GnRH-a）

（1）目的：抑制垂体分泌促性腺激素，导致卵巢激素水平明显下降，出现暂时性闭经。

（2）方法：常用药物有①亮丙瑞林 3.75mg，月经第 1 日皮下注射一针后，每隔 28 日注射一次，共 3~6 次；②戈舍瑞林 3.6mg，用法同前；③曲普瑞林（达菲林）3.75mg，肌内注射，用法同前。

（3）不良反应：有绝经症状和骨质疏松。停药后大部分症状可以在短期内消失，并恢复排卵，但骨质丢失需要 1 年甚至更长时间才能恢复。

（4）注意事项：妊娠及哺乳妇女忌服。

4. 孕三烯酮

（1）目的：是体内雌激素水平下降，异位内膜萎缩、吸收。

（2）方法：每周用药两次，每次 2.5mg，于月经第一日开始服药，6 个月为一疗程。

（3）不良反应：对肝功能有影响，但可逆。

（4）注意事项：孕妇忌服。

5. 达那唑

（1）目的：引起子宫内膜萎缩出现闭经。

（2）方法：月经第一日开始口服 200mg，每日 2~3 次，持续服药 6 个月。

（3）不良反应：有多毛、痤疮、声音变粗（不可逆）、头痛、潮热、体重增加、性欲减退、皮脂增加、肝能损害等。

（4）注意事项：肝功能受损、高血压、心力衰竭、肾功能不全者不宜使用。

6. 米非司酮

（1）目的：能抑制排卵，干扰子宫内膜的完整性。

（2）方法：每日口服 25～100mg。

（3）不良反应：较轻，无雌激素样影响，亦无骨质丢失危险。

（4）注意事项：有心、肝、肾脏疾病及肾上腺皮质功能不全者禁用。

【出院指导】

1. 注意调整自己的情绪，保持乐观开朗的心态，使机体免疫系统的功能正常。

2. 要注意自身保暖，避免感寒着凉。

3. 月经期间，禁止一切激烈体育运动及重体力劳动。

4. 尽量少做人工流产术和刮宫术，做好计划生育。

5. 月经期间一定要杜绝性生活。

6. 行全子宫切除术者，术后 3 个月禁止性生活、盆浴，术后 6 周复查；行单纯卵巢或附件切除术者，术后 1 个月内禁止性生活、盆浴，术后 4 周复查，复查时应避开月经期。

7. 随访　采用药物治疗的患者，需在门诊定期随访。随访内容包括症状的变化、月经的改变、有无身体改变等情况，如有异常及时与医生联系。

第二节　子宫脱垂

【概述】

子宫从正常位置沿阴道下降，宫颈外口达坐骨棘水平以下，甚至子宫全部脱出于阴道口以外，称为子宫脱垂（uterine

prolapse）。分娩损伤是子宫脱垂最主要的原因，长期腹压增加、盆底组织发育不良或退行性病变，亦可导致子宫脱垂。

【临床表现】

轻症患者一般无不适，重度患者主要有以下症状：

1. 下坠感及腰背酸痛　由于下垂子宫对韧带的牵拉，盆腔充血所致。站立过久或劳累后症状明显，卧床休息后症状减轻。

2. 肿物自阴道脱出　常在走路、下蹲、排便等腹压增加时阴道口有一肿物脱出。起初肿物在平卧休息时可变小或消失，严重者休息后不能回缩，需用手还纳至阴道内。暴露在外的宫颈和阴道黏膜长期与衣裤摩擦，可致宫颈和阴道壁发生溃疡而出血。

3. 排便异常　伴膀胱、尿道膨出的患者易出现排尿困难、尿潴留或压力性尿失禁等。若继发泌尿道感染可出现尿频、尿急、尿痛；若合并有直肠膨出的患者可有便秘、排便困难。

【检查指导】

1. 妇科检查

（1）目的：判断子宫脱垂的严重程度，并予以分度。

（2）注意事项：详见第六章妇科手术健康教育第一节妇科腹部手术中检查指导。

2. 压力性尿失禁检查

（1）目的：观察有无尿液溢出情况，即压力性尿失禁情况。

（2）注意事项：先憋尿，在膀胱充盈时咳嗽进行检查，要与检查者密切配合。

3. 尿动力学检查

（1）目的：了解患者储尿及排尿的动态过程。

（2）注意事项：检查前一个小时，喝 500ml 水，充盈膀胱等尿急时开始做检查，检查后请多喝水，避免发炎。

【围术期指导】

对脱垂超出处女膜有关症状的患者可手术治疗。相应术前准备、注意事项及术后注意事项详见第六章妇科手术健康教育第三节外阴、阴道手术。

1. 术前准备及注意事项

（1）疼痛：减轻对疼痛的注意力，可听轻音乐、看喜剧电影、与人讨论有趣的事情等。

（2）子宫托的放取方法指导：

1）放置子宫托：放置前先排尽大小便，洗净双手，取蹲位，两腿分开，一手持托柄，让托盘呈倾斜位进入阴道，将托柄边推边向阴道顶端旋转，直至托盘达子宫颈，然后将托柄向上推，弯度朝前对正耻骨弓后面即可。

2）取子宫托：手指捏住托柄，轻轻摇动待负压消失后向后外方牵拉取出。

3）使用子宫托注意事项：①在放置前，阴道要有一定水平的雌激素作用；②子宫托应在早上放入阴道，睡前取出消毒备用，避免放置过久致生殖道糜烂、溃疡甚至坏死；③保持阴道清洁，妊娠期和月经期停止使用；④使用后，分别于第1、3、6个月时到医院检查1次，以后每3~6个月检查一次。

2. 术后注意事项

（1）疼痛：术后阴道残端固定于骶棘韧带后可导致牵扯痛，如疼痛明显，可与医务人员联系，适量用止痛剂。

（2）活动：术后卧床休息7~10天，鼓励上半身及上肢活动，预防压疮。

（3）伤口护理：经阴道手术者为防止术后渗血，常需阴道内填塞纱布条，勿自行取出。术后24~48小时取出纱布后保持外阴清洁，如有无流血、会阴伤口有无红肿等通知医务人员。

（4）避免增加腹压：应避免用力下蹲、咳嗽等增加腹压行为，术后遵医嘱应用缓泻剂预防便秘。

【用药指导】

缓泻剂

1. 目的 促进排便反射或使排便顺利。

2. 方法 口服或肛塞。

3. 不良反应 无。

4. 注意事项 不是治疗便秘的常规药，不可滥用。

【出院指导】

1. 注意调整自己的情绪，保持乐观开朗的心态，使机体免疫系统的功能正常。

2. 要注意自身保暖，避免感寒着凉。

3. 术后休息 3 个月，半年内避免提重物或久站久坐，禁止性生活及盆浴。

4. 进食高蛋白、高维生素等营养丰富的食物，多吃蔬菜、水果，预防便秘。

5. 术后 1 个月复查，全面评估术后恢复情况。

6. 随访出院后 2 个月和 3 个月到门诊检查术后恢复情况，经医师确认完全恢复后方可有性生活。有病情变化应随时就诊。

第三节 压力性尿失禁

【概述】

压力性尿失禁（stress urinary Incontinence，SUI）是指在咳嗽、喷嚏、用力、活动等腹压增加时尿液不自主地从尿道口漏出的现象。压力性尿失禁主要发生于女性，美国调查发现女性压力性尿失禁的患病率高达 36.6%，北京大学泌尿外科研究所报道 18 岁以上女性尿失禁的发生率为 46.5%，其中约 60% 为压力性尿失禁。压力性尿失禁，90% 以上为解剖型压力性尿失禁，为盆底组织松弛引起。妊娠与阴道分娩为压力性尿失禁的主要病因。

【临床表现】

腹压增加下的不自主溢尿是最典型的症状。尿急、尿频，急迫尿失禁和排尿后胀满感亦是常见的症状。

【检查指导】

1. 压力试验

（1）目的：每次咳嗽时尿液不自主溢出，则可提示 SUI。

（2）注意事项：检查前使膀胱充盈；检查时取截石位，用力咳嗽，检查者观察尿道口。

2. 指压试验

（1）目的：有助于判断盆底肌有无缺陷。

（2）注意事项：无。

3. 棉签试验

（1）目的：有助于诊断压力性尿失禁。

（2）注意事项：取仰卧位，紧闭声门屏气。

4. 尿动力学检查

（1）目的：观察逼尿肌的反射及控制或抑制这种反射的能力，并了解膀胱排尿速度和排空能力。

（2）注意事项：检查前一个小时，喝 500ml 水，待膀胱充盈、尿急时开始做检查，检查后请多喝水，避免发炎。

【专科指导】

轻中度压力性尿失禁患者可考虑非手术治疗。

1. 生活方式　控制体重，减少咖啡因的摄入，戒烟，控制呼吸道疾病，治疗便秘等。

2. 盆底肌肉锻炼　又称 Kegel 运动，通过反复收缩耻骨尾骨肌可以增强盆底肌肉组织的张力，减轻或防止尿失禁。具体实施步骤如下：

（1）训练前排空膀胱；

（2）可取站、坐位或卧位。双膝并拢，臀部肌肉用力，有意识地收缩肛门、会阴及尿道肌肉，使盆底肌上提，大腿和腹部肌肉保持放松；

（3）持续收缩盆底肌不少于3秒，松弛休息2~6秒，连续15~30分钟，每天3次，或每天做150~200次。持续8周以上或更长；

（4）练习时应感觉是肛门及阴道的肌肉收缩，避免收缩了腹肌或大腿肌肉。

3. 膀胱训练　有意识地延长排尿间隔，通过抑制尿急，延迟排尿。

（1）不要在排尿间隔时间内随意排尿，在规定时间内尽力排空膀胱。

（2）在规定时间之前有尿急时利用分散注意力、放松等方法尽量延长排尿间隔时间。

（3）先规定每30~60分钟排尿1次，以后每周延长半小时，最后达2.5~3小时排尿1次。训练时间为6周，每周检查其顺应性。

【围术期指导】

压力性尿失禁的手术方法有一百余种。目前较为常用的术式为耻骨后膀胱尿道悬吊术和阴道无张力尿道中段悬吊带术。相应术前准备、注意事项及术后注意事项详见第六章妇科手术健康教育第三节外阴、阴道手术。

1. 术前准备及注意事项

（1）保持会阴清洁干燥，每日更换内裤，内裤宜选用纯棉制品。

（2）由于尿液长期刺激导致会阴部皮肤变红、瘙痒、湿疹或糜烂，每日用1/5000的高锰酸钾溶液进行会阴部坐浴，涂抹药膏。

2. 术后注意事项

（1）术后保留尿管 5~7 天，活动时避免尿管的折叠、扭曲、脱落。

（2）停留置尿管后多饮水，促进尿液生成，刺激排尿反射，进一步加快膀胱功能的恢复。

（3）应避免用力下蹲、咳嗽、大笑、跑跳等增加腹压行为，术后遵医嘱应用缓泻剂预防便秘。

【用药指导】

轻中度压力性尿失禁患者可药物治疗，常用药物为 α-肾上腺素能激动剂。

1. 目的　通过刺激尿道和膀胱颈部的平滑肌收缩，提高尿道出口阻力，改善控尿能力。

2. 方法　规律服用盐酸米多君 2.5mg 每天 3 次，共 4 周。

3. 不良反应　发生恶心、嘴干、疲乏和头痛等。

4. 注意事项　高血压、心血管疾病、甲状腺机能亢进、哮喘患者禁用。

【出院指导】

1. 注意调整自己的情绪，保持乐观开朗的心态，使机体免疫系统的功能正常。

2. 要注意自身保暖，避免感寒着凉。

3. 术后休息 3 个月。禁止性生活及盆浴，避免提重物或久站久坐，逐渐增加活动量。定期门诊复查。经医师门诊检查术后恢复情况，确认伤口完全愈合后方可有性生活。

4. 进食高蛋白、高维生素等营养丰富的食物，多吃蔬菜、水果，预防便秘。

5. 会阴部伤口局部愈合较慢，保持外阴清洁干燥，每日清洗会阴部及更换内裤。

6. 加强排尿的训练，每日多饮水，可以在排尿时有意识中断排尿，使尿道括约肌收缩。

7. 随访　盆底肌训练的患者于训练后 2~6 个月内进行随访。手术治疗的患者于术后 6 周内至少进行一次随访，以后每 3~6 个月随访一次。有病情变化应随时就诊。

（王思齐）

第十二章

不孕症与辅助生殖技术健康教育

第一节　不　孕　症

【概述】

凡婚后未避孕、有正常性生活、同居2年而未受孕者，称为不孕症（infertility），其中从未妊娠者称原发不孕，有过妊娠而后不孕者称继发不孕。国内上海市计划生育科研所报道1976～1985年我国初婚育龄妇女总不孕率为6.89%，西部山区、贫穷地区的不孕率高于东部经济发达省市，近年有上升的趋势。

多项流行病学调查结果显示，不孕夫妇中，女方因素占40%～55%。其中输卵管因素约占40%，排卵因素约占40%，不明原因约占10%，另外10%为不常见因素，包括子宫因素、宫颈因素、外阴与阴道因素、免疫因素等。

【临床表现】

同居两年而未妊娠，女方检查有排卵，子宫、内分泌异常。

【检查指导】

1. B型超声检查

（1）目的：监测卵泡发育。

（2）注意事项：详见第六章妇科手术健康教育第一节妇科腹部手术中检查指导。

2. 基础激素水平测定

（1）目的：了解卵巢的储备功能和基础状态、甲状腺功能、是否内分泌紊乱导致排卵障碍等。

（2）注意事项：血液检查，详见第六章妇科手术健康教育第一节妇科腹部手术检查指导中实验室检查。

3. 输卵管通畅度检查

（1）目的：检查输卵管是否通畅。

（2）注意事项：在自然月经周期、短效避孕药使用周期或无排卵周期，阴道流血干净后 3~7 天内进行。

4. 宫腔镜检查

（1）目的：了解子宫腔形态、内膜的色泽和厚度、双侧输卵管开口、是否有宫腔粘连、畸形等病变。

（2）注意事项：详见第六章妇科手术健康教育第四节宫腔镜手术。

5. 腹腔镜检查

（1）目的：了解盆腔情况，子宫附件的大小和形态、输卵管形态，以及有无粘连等。

（2）注意事项：详见第六章妇科手术健康教育第二节腹腔镜手术。

【围术期指导】

在月经周期干净三日后至排卵前行输卵管通液术。

1. 术前指导

（1）术前一日起测四次体温。

（2）术日晨禁食水，术前排空膀胱。

2. 术后指导

（1）有不适症状及时通知医生进行处理。

（2）缓解疼痛：可采取听轻音乐、喝热饮等方法缓解疼痛。

3. 活动 手术当日以卧床休息为主。

4. 预防感染　遵医嘱应用抗生素。

5. 注意保持外阴清洁，应勤换内衣裤。

【用药指导】

促排卵治疗常应用于因内分泌异常引起女方排卵障碍的不孕症。促排卵药物种类较多，通过不同机制产生效应。

1. 氯米芬

（1）目的：反馈性诱导内源性促性腺激素分泌，促使卵泡生长。

（2）方法：口服，月经周期第 3～5 日起，每日口服 50mg，连用 5 日。

（3）不良反应：常见的有卵巢肿大和囊肿形成、面部潮红、腹部和盆腔不适或疼痛。此外，还有乳胀、体重增加、头晕、尿量增加、短暂的视觉模糊、过敏性皮疹、可逆性脱发、失眠、精神抑郁和肝功能异常。

（4）注意事项：多囊卵巢综合征慎用。

2. 绒毛膜促性腺激素（HCG）

（1）目的：诱导卵母细胞成熟分裂和排卵发生。

（2）方法：一次性注射 5000U。

（3）不良反应：常见卵巢囊肿或轻到中度的卵巢肿大，伴轻度胃胀、胃痛、盆腔痛，一般可在 2～3 周内消退，少见严重的卵巢过度刺激综合征。

（4）注意事项：无。

3. 人类绝经期促性腺激素（HMG）

（1）目的：促使卵泡生长发育成熟。

（2）方法：一般于周期第 2～3 日起，每日或隔日肌内注射 50～150U，直至卵泡成熟。

（3）不良反应：常见有卵巢过度刺激综合征，轻者有胃部与盆腔出现胀满或疼痛感，出现腹痛、腹胀、恶心、呕吐、腹泻等症状，应立即停药。

（4）注意事项：用药期间配合卵泡发育情况监测。

【出院指导】

1. 保持健康生活方式，戒烟、限酒，注重营养、减轻压力、增强体质。

2. 增强与伴侣的沟通。

3. 在性交前、中、后勿使用阴道润滑剂或进行阴道灌洗。

4. 掌握预测排卵的方法，利用排卵前后最易受孕的日期，合理安排性生活，以达到理想受孕的目的。

5. 子宫后位性交时宜抬高臀部。

6. 如出现腹痛腹胀、阴道流血量多等情况要及时就诊。

7. 随访

（1）随访时间：行输卵管通液术的患者于术后1天、3天、3个月、6个月、12个月进行随访。

（2）随访内容：术后不适症状和受孕情况。

第二节 卵巢过度刺激综合征

【概述】

卵巢过度刺激综合征（ovarian hyper stimulation syndrome，OHSS）是超排卵技术的并发症。OHSS的发生与所使用超排卵药物的种类、剂量、治疗方案、患者的内分泌状况以及是否妊娠等因素有关。

OHSS的发病机制尚不完全清楚，可能与多种因素有关。绒毛膜促性腺激素的使用是触发OHSS发生的重要因素。

【临床表现】

OHSS的主要临床表现为卵巢囊性增大，毛细血管通透性增加，体液积聚于组织间隙，引起腹水，胸水，伴局部或全身水肿，一般可将OHSS分为轻、中、重3度。

1. 轻度OHSS：表现为体重增加，口渴，腹部不适，下腹稍肿胀，轻度恶心及呕吐等，B 型超声示卵巢增大（直径＞5cm），有多个黄体，可见腹腔少量积液。

2. 中度 OHSS：恶心呕吐，腹胀加重，腹痛，呼吸急促，但无显著液体丢失及电解质平衡失调表现。

3. 重度 OHSS：中度 OHSS 的症状进一步加重，并有大量体液丢失的临床表现（如烦躁不安，脉搏快，血压低），有时可出现腹腔积液甚至肠腔积液，低血容量休克，血液浓缩，尿少，水电解质平衡紊乱等，极重症病例可因大量腹水，胸水，心包积液而发生急性呼吸窘迫综合征，也可并发肝、肾衰竭和血栓形成等并发症。

某些患者因卵巢巨大，可出现卵巢扭转，黄素囊肿破裂出血等急腹症。

【检查指导】

1. 实验室检查　全血细胞分析、肝肾功能检查、水电解质测定 E2 水平测定等。

（1）目的：协助诊断。OHSS 可表现为血细胞容积和白细胞升高，低钠、低蛋白血症。重度 OHSS 可出现肝功能不全（表现为肝细胞损害）和胆汁淤积、碱性磷酸酶、谷丙转氨酶、天冬氨酸氨基转移酶、胆红素、肌酸激酶增高，通常于 1 个月内恢复正常。

（2）注意事项：详见第六章妇科手术健康教育第一节妇科腹部手术中检查指导。

2. B 型超声检查　腹部、盆腔超声检查。

（1）目的：了解卵巢、大小、形态、腹腔有无积液等。

（2）注意事项：详见第六章妇科手术健康教育第一节妇科腹部手术中检查指导。

3. 胸部 X 线检查

（1）目的：观察有无胸腔积液或心包积液。

（2）注意事项：详见第六章妇科手术健康教育第一节妇

科腹部手术中检查指导。

【专科指导】

1. 活动指导 绝对卧床休息，给予半坐卧位，使膈肌下降，有利于呼吸肌的活动，以减轻胸腹水对肺的压迫。

2. 饮食指导 少食多餐，少量多次饮水，饮食宜清淡易消化，并注意补充高蛋白、高热量，高维生素食物，适量控制盐的摄入。特别是呕吐时，要坚持进食。

3. 关注自身腹围和体重的变化。

4. 有腹痛情况及时来院就诊。

5. 阴道流血量多时，如超过月经量，如有组织物排出，则保留排出物，报告医生。

6. 保持会阴清洁，预防感染。

7. 伴有胸闷、气急、呼吸困难者，可抬高床头 15°~30°。持续低流量吸氧。

【用药指导】

1. 晶体与胶体液

（1）目的：补充晶体、胶体液以提高胶体渗透压，防止血液浓缩。

（2）方法：静脉输液。

（3）不良反应：无特殊不良反应。

（4）注意事项：不得自行调节输液速度。

2. 电解质溶液

（1）目的：根据电解质及血气分析结果补充电解质、5%碳酸氢钠，以纠正低钠及酸中毒等。

（2）方法：静脉输液。

（3）不良反应：电解质紊乱及酸碱失衡症状。

（4）注意事项：不得自行调节输液速度。

3. 呋塞米

（1）目的：利尿。

（2）方法：静脉注射。

（3）不良反应：可能出现轻微恶心、腹泻、药疹、瘙痒、视力模糊等副作用，有时可发生起立性眩晕、乏力、疲倦、肌肉痉挛、口渴，少数有白细胞减少，个别出现血小板减少、多形渗出性红斑、直立性低血压。

（4）注意事项：由于利尿作用迅速、强大，应自我关注尿量。

【健康指导】

1. 饮食指导　出院后继续加强营养，多进食高蛋白、高维生素食物。

2. 活动指导　保证充足的睡眠和休息，适当活动，注意出院后按时随诊，如有腹痛、阴道出血等情况应及时就诊。

（王思齐）

第十三章

计划生育健康教育

第一节 避 孕

【概述】

避孕（contraception）是指采用科学的方法，在不妨碍正常性生活和身心健康的情况下，使妇女暂时不受孕。常用的避孕方法有工具避孕、药物避孕和其他避孕方法。

1. 工具避孕 工具避孕（tool contraception）是利用工具阻止精子与卵子结合或改变宫腔内环境而达到避孕的目的。目前男用工具多用阴茎套，女用工具有阴道套、功能节育器等。

2. 药物避孕 药物避孕（contraceptive drug）也称激素避孕，是指用甾体激素达到避孕效果，具有经济、方便、安全、有效的特点是育龄妇女采取主要避孕方法。

3. 其他避孕方法

（1）紧急避孕：是指在无防护性生活后或避孕失败后几小时或 3~5 天内，为防止非意愿性妊娠的发生而采用的避孕方法。

（2）安全期避孕：月经周期规律的妇女，排卵通常发生在下次月经前 14 天左右，排卵前后 4~5 天内为易孕期，其余时间不易受孕，被视为安全期。安全期避孕法并不十分可靠，失败率高达 20%。

【放置宫内节育器】

1. 放置时间

（1）月经干净后 3~7 天，无性生活。

（2）正常分娩后 42 天且生殖系统恢复正常。

（3）剖宫产术后 6 个月。

（4）哺乳期闭经排除妊娠。

（5）自然流产术后。

2. 术前、术中注意事项

（1）术前排空膀胱，取膀胱截石位。

（2）术中会出现腰酸及轻微腹痛，为生产现象，应积极配合手术。

（3）如有明显腹痛应告知医生。

3. 术后注意事项

（1）手术结束后在医院观察室休息片刻，无异常后方可回家。

（2）术后可能有少量阴道出血及腹部轻微坠胀不适，2~3 天可消失。如有发热、腹痛明显、阴道出血较多或异常分泌物等应随时就诊。

（3）保持外阴清洁干燥，每天洗外阴，勤换卫生巾。

（4）术后休息 3 天，1 周内避免体力劳动，2 周内禁止性生活和盆浴。

（5）3 个月内月经期、排便时注意有无节育器脱出。

（6）术后 1 个月、3 个月、半年、1 年内随访透视避孕环 1 次，以后每年 1 次。随访应安排在月经干净后 3~7 天。

（7）节育器到期后应到医院取出会更换，否则影响避孕效果。

【取出宫内节育器】

1. 指征

（1）绝经 1 年。

（2）放置期限已满，需更换。

（3）副反应严重治疗无效或出现并发症者。

（4）带环妊娠或计划再生育者。

（5）改用其他避孕措施或绝育者。

2. 术前、术中及术后注意事项

（1）取出时间为月经干净后 3~7 天，出现多者随时取。

（2）取出后在医院观察室休息片刻，无异常后再离开。

（3）术后可能有少量阴道出血，2~3 天可消失。

（4）保持外阴清洁干燥，每天洗外阴，勤换卫生巾。

（5）术后注意休息，1 周内避免体力劳动，2 周内禁止性生活和盆浴。

（6）无妊娠计划者确实实施其他避孕或绝育措施。

【药物避孕】

1. 常用避孕药及使用方法

（1）短效口服避孕药：

1）单向片：月经周期第 5 天起，每晚 1 片，连服 22 天不能间断，若漏服于次日晨补服一般停药后 2~3 天发生撤退性出血，相当于月经来潮。如停药 7 天无阴道出血，则于当晚开始服第 2 周期药。

2）三相片：第一周期从月经周期第 1 天起，每晚 1 片，连服 21 天不能间断，第 2 周期以后改为月经周期第 3 天开始服药，如停药 7 天无阴道出血，则于当晚开始服下一周期药。

（2）长效口服避孕药：在月经来潮第 5 天服第 1 片，第 10 天服第 2 片，以后按第 1 次服用日期每月服 1 片。服用 1 次可避孕 1 个月。

（3）长效避孕针：在月经周期第 5 天和第 12 天各肌内注射 1 支，以后在每次月经周期的第 10~12 天肌内注射 1 支，一般在注射后 12~16 天月经来潮。

（4）速效避孕药：

1）炔诺酮：探亲在 14 天以内者，于性交当晚及以后每晚服 1 片。

2）炔诺孕酮：房事前 1~2 天开始服用，方法同炔诺酮。

3）甲地孕酮：房事前 8 小时服 1 片，当晚再服 1 片，以后每晚服 1 片，直至探亲结束次晨加服 1 片。

4）53 号避孕药：性交后立即服 1 片，次晨加服 1 片，不需连续服用。多作为意外性生活的补救措施。

（5）缓释系统避孕药：皮下埋植剂。将避孕药埋植于前臂皮下，缓慢释放。起长效避孕作用。埋植时间：月经周期第 7 天。

（6）避孕贴片：将避孕药放在特殊贴片内，粘贴于皮肤上，通过皮肤吸收，发挥避孕效果。月经周期第 1 天使用，每周 1 贴，连用 3 周，停药 1 周。

（7）外用杀精剂：性交前 5~10 分钟置入阴道。

2. 不良反应

（1）类早孕反应：服药初期出现食欲缺乏、恶心、呕吐、乏力等类似早孕反应，术日后可自行减轻。

（2）月经改变：可有闭经及阴道不规则出血。

（3）体重增加。

（4）色素沉着：少数妇女面部出现淡褐色色素沉着，多数停药后可减轻。

3. 注意事项

（1）避孕药应放在阴凉干燥处，因药片的有效成分在糖衣上，潮解、脱落可影响避孕效果。注意防止儿童取到而误服。

（2）务必按时服药，漏服后要在 12 小时内补服，以免发生突破性出血或避孕失败。

（3）停用长期避孕药者，停药后应改为短效口服避孕药 3

个月，防止月经紊乱。

（4）服药期间禁止同时服用巴比妥、利福平等可增加肝酶活性的药物，以免降低血中避孕药水平，影响避孕效果。

（5）要求生育者应在停药 6 个月后再怀孕；哺乳期妇女不宜使用避孕药。

第二节　人工流产术

【概述】

人工流产术（induced abortion）是指妊娠 14 周末之内，用人工方法终止妊娠的手术。

【检查指导】

1. 检查项目　实验室检查，妇科检查，超声检查，心电图检查。

2. 检查目的　了解有无全身其他疾病，及子宫和妊娠情况，为手术做准备。

3. 注意事项　详见第六章妇科手术健康教育第一节妇科腹部手术中相同项目检查指导。

【围术期指导】

1. 术前准备及注意事项

（1）术前 3 日禁性生活。

（2）术前一天淋浴，手术当天清洗外阴，并携带卫生巾等卫生用品。

（3）手术前禁食 12 小时。

（4）需取下隐形眼镜、义齿、手表和饰物，术前严禁化妆，贵重物品请勿带入手术室。

（5）术前排空膀胱。

2. 术后注意事项

（1）术中若使用静脉麻醉，一般手术结束时即可清醒。

（2）术后需卧床休息 1~2 小时，如出血多或下腹痛剧烈及时告知医生。

（3）术后观察 1~2 小时后可进食少量易消化清淡饮食，补充热量。

【用药指导】

1. 金刚藤胶囊

（1）目的：治疗慢性盆腔炎、附件炎和附件炎性包块、清热解毒、化湿消肿。

（2）方法：口服。一次 4 粒，一日 3 次，2 周为一疗程或遵医嘱。

（3）不良反应及注意事项：无

2. 少腹逐瘀颗粒

（1）目的：活血逐瘀，祛寒止痛。用于血瘀有寒引起的月经不调，小腹胀痛，帮助排出术后残留的妊娠的组织物。

（2）方法：开水冲服。一次 1.6g，一日 2~3 次，或遵医嘱。

（3）不良反应及注意事项：无。

【出院指导】

（1）术后加强营养，多吃些鱼类、肉类、蛋类、豆类制品等蛋白质丰富的食物和富含维生素的新鲜蔬菜，不宜吃生冷、辛辣、刺激性食物。

（2）保持外阴清洁，及时更换卫生巾，术后一个月之内禁性生活和盆浴。

（3）术后休息半个月，1 个月后门诊复查。

（4）如有发热、腹痛、阴道出血量多或持续流血超过 10 天，应到医院就诊。

（5）无妊娠计划者，注意采取避孕措施。

第三节　中期引产术

【概述】

人工方法终止中期妊娠称为中期引产（trimester abortion）。目前较常用的是依沙吖啶引产剂。

依沙吖啶是一种强力杀菌剂，注入羊膜腔内，可使胎盘变性坏死，刺激子宫收缩。药物经胎儿吸收后，损伤胎儿主要生命器官，使胎儿中毒死亡。

【检查指导】

1. 心电图

（1）目的：心电图是术前常规检查项目之一，了解心脏功能。

（2）注意事项：

1）检查时需暴露手腕、脚腕和胸部，并保持皮肤清洁。

2）检查过程中应平静呼吸，尽量放松，避免因肢体紧张产生干扰。

2. 超声检查

（1）目的：确定胎儿大小及孕周；定位穿刺点。

（2）注意事项：与医生密切配合。

【围术期指导】

1. 术前准备

（1）羊膜腔穿刺前沐浴。

（2）穿刺前排空膀胱，去手术室行穿刺术。

2. 术后注意事项

（1）注药后 24～48 小时后可有体温升高，但不超过 38℃，短时间内可自行恢复正常。

（2）一般注药后 12～24 小时出现规律宫缩。有宫缩及阴道出血时告知医务人员。

（3）分娩后保持外阴清洁，勤换卫生巾。

（4）遵医嘱退奶。

【出院指导】

1. 保持外阴清洁。每天清洗外阴。

2. 禁性生活和盆浴 1 个月。

3. 引产术后 1 个月复查。

4. 无妊娠计划者应积极采取避孕措施。

5. 有妊娠计划者 6 个月后可妊娠。因胎儿原因引产者应行产前咨询。

第四节　女性绝育术

【概述】

女性绝育术（sterilization）是用手术或药物的方法，使妇女达到永久性不孕的目的。通过手术结扎输卵管或药物粘堵输卵管等方法，阻断精子与卵子相遇而达到绝育目的。

【围术期指导】

1. 术前准备及注意事项

（1）经输卵管绝育术：

1）时间：月经干净后 3~4 天；人工流产或取出宫内节育器后；自然流产月经复潮后；分娩后 48 小时内；剖宫产术同时；哺乳期或闭经者排除早孕后。

2）术前准备：详见第六章妇科手术健康教育第一节妇科腹部手术术前准备。

（2）腹腔镜输卵管绝育术：详见第六章妇科手术健康教育第二节腹腔镜手术术前准备。

2. 术后注意事项

（1）术后平卧休息，如有腹痛或出血，告知医务人员。

（2）保持伤口敷料清洁干燥。

（3）术后 4~6 小时下床活动，以免腹腔粘连。

【出院指导】

1. 注意个人卫生、休息和营养。

2. 休息 3~4 周，禁性生活 1 个月，1 个月后复查。

3. 如遇特殊情况需怀孕，可行输卵管再通术。

（吴婉华）

参考文献

［1］郑修霞. 妇产科护理学. 5 版. 北京：人民卫生出版
社，2014.

［2］程瑞峰. 妇产科护理学. 2 版. 北京：人民卫生出版
社，2011.

［3］丰有吉，沈铿. 妇产科学. 2 版. 北京：人民卫生出版
社，2013.